事例から学ぶ

産科医療補償制度と助産リスクマネジメント

編著 村上明美

医歯薬出版株式会社

執筆者一覧

■編集

村上　明美　神奈川県立保健福祉大学保健福祉学部 学部長・教授

■執筆（五十音順）

上田　茂　公益財団法人日本医療機能評価機構 専務理事

佐藤　昌司　大分県立病院 副院長／同　総合周産期母子医療センター 所長・産科部長

土屋奈津美　公益財団法人日本医療機能評価機構産科医療補償制度運営部再発防止課 課長

村上　明美　編集に同じ

This book was originally published in Japanese under the title of：

JIREI KARA MANABU SANKAIRYOUHOSHOSEIDO TO JYOSAN RISK MANAGEMENT
(The Japan Obstetric Compensation System for Cerebral Palsy and Risk Management in Midwifery Practice – Learning through cases)

Editor：

MURAKAMI, Akemi
　Professor, Kanagawa University of Human Services

Ⓒ 2018　1st ed.

ISHIYAKU PUBLISHERS, INC.
　7-10, Honkomagome 1 chome, Bunkyo-ku,
　Tokyo 113-8612, Japan

はじめに

　産科医療補償制度は2009年に開始され，幸運なことに，私は創設当初から原因分析委員会部会員と再発防止委員を務めさせていただいた．創設から早10年が過ぎようとしており，産科医療補償制度に対する社会的認知はかなり浸透したと感じる．私もずいぶん長くこの制度とお付き合いさせていただいたものである．

　再発防止委員会や原因分析委員会部会のなかで，多様な立場の方々の意見を聞き，また，私自身も助産師として意見を述べるなかで，この制度のおかげで大きく成長させていただいたと実感する．日本の周産期医療を第一線で牽引している医師たちの苦悩，弁護士や有識者から語られる妊産婦や家族の切実な思いなど，通常では耳にすることのない生々しい声に直接ふれ，周産期医療の現状をさまざまな視点から総体的に理解することができた．

　産科医療補償制度は，私ばかりでなく，現場の助産師にとっても存在意義は大きい．その理由の一つに，産科医療補償制度の運営に複数の助産師が参画していることがあげられる．制度創設の当初より運営委員会，原因分析委員会・部会，再発防止委員会のメンバーとして助産師が委員や部会員を務め，産科医師，新生児科医師，弁護士，有識者等と同じ席で，助産師の立場から見解を述べる機会を与えていただいた．そのことは，周産期医療を担う一員として助産師の存在が認められていることを意味し，専門職として大変重要なことと考えている．

　2015年，一般財団法人日本助産評価機構により助産実践能力習熟段階（クリニカルラダーCLoCMiP）レベルⅢの助産師個人認証制度が開始されたことは記憶に新しい．その認証に必要な研修の一部に「助産記録」「分娩期の胎児心拍数陣痛図（CTG）」「子宮収縮剤の使用と管理」「新生児蘇生法（NCPR）」が定められており，公益財団法人日本医療機能評価機構より毎年発行される「産科医療補償制度　再発防止に関する報告書」を反映させた研修内容となっている．また，認証試験の出題範囲にも，当該報告書の内容が位置づけられ，多くの助産師に産科医療補償制度における再発防止の提言の理解を促す仕組みとなっている．

　本書は，私が再発防止委員を務めるなかで実感した助産リスクマネジメントの重要な知見について，内容を吟味，洗練して解説している．現場で分娩に携わるすべての助産師諸姉が，妊産婦に安全な助産実践を提供できるように，ぜひ理解を深めていただきたい．

　本書では，助産師に知っておいていただきたい産科医療補償制度の具体的な内容については，制度を運営している公益財団法人日本医療機能評価機構の上田　茂氏と土屋奈津美氏に執筆をお願いした．また，助産師にとって分娩の安全性を確保するために必須な能力である胎児心拍数陣痛図（CTG）の判読に関しては，産科医師である大分県立病院副院長・産科部長の佐藤昌司氏に執筆をお願いした．ご多忙ななかで，どちらも大変わかりやすく解説いただくことができ，心から感謝している．

　制度創設10年の節目に，この書籍を刊行できることは私にとってもこの上ない喜びである．本書が，助産師のリスクマネジメント能力の向上に少しでも資することができれば嬉しい限りである．

2018年2月　村上明美

目次

はじめに……………………………………………………………………… iii

第1章 産科医療補償制度について学ぼう　1

上田　茂・土屋奈津美

❶ 産科医療補償制度とは？ ……………………………………………… 2
　産科医療補償制度開始の経緯と目的 ………………………………… 2
　産科医療補償制度による補償 ………………………………………… 2
　補償対象事例の原因分析 ……………………………………………… 6
　再発防止に向けた取組み ……………………………………………… 8
　産科医療補償制度の効果 ……………………………………………… 12

❷ 補償対象に関する参考事例 …………………………………………… 16
　補償対象基準に関する参考事例 ……………………………………… 16
　除外基準に関する参考事例 …………………………………………… 18

❸ 産科医療補償制度　補償申請に関するQ&A ……………………… 20
　補償申請手続きについて ……………………………………………… 20
　補償対象について ……………………………………………………… 22

第2章 胎児心拍数陣痛図（CTG）判読のポイントと変化予測　25

佐藤昌司

❶ 分娩時の胎児循環に関する基礎的事項 …………………………… 26
　分娩時の子宮胎盤循環 ………………………………………………… 26
　低酸素状態に対する胎児の防御機構 ………………………………… 26

❷ 胎児心拍数陣痛図の判読法 ……………………………30
胎児心拍数基線 ……………………………30
胎児心拍数基線細変動 ……………………………31
胎児心拍数一過性変動 ……………………………33

❸ 胎児心拍数陣痛図による分娩中の胎児健常性および低酸素・酸血症の診断 ……………………………38
胎児の健常性が良好である所見 ……………………………39
胎児低酸素・酸血症を疑う所見 ……………………………39

❹ 分娩時胎児管理の指針と胎児低酸素・酸血症 ……………………………50

第3章 「産科医療補償制度 再発防止に関する報告書」の事例から学ぶ助産リスクマネジメント　54

村上明美

産科医療補償制度 再発防止に関する報告書について ……………………………55

❶ 分娩中の胎児心拍数聴取について ……………………………56
事例 1-1 ……………………………57
事例 1-2 ……………………………59
助産師が理解しておくべきこと ……………………………60

❷ 子宮収縮薬の使用について ……………………………64
事例 2-1 ……………………………65
事例 2-2 ……………………………67
助産師が理解しておくべきこと ……………………………68

❸ 吸引分娩について……73
事例3-1……73
助産師が理解しておくべきこと……74

❹ 新生児蘇生について……76
事例 4-1……77
事例 4-2……79
助産師が理解しておくべきこと……82

❺ 常位胎盤早期剥離の保健指導……84
事例 5-1……85
事例 5-2……87
助産師が理解しておくべきこと……88

❻ 生後5分まで新生児蘇生処置が不要であった事例について……90
事例 6-1……91
事例 6-2……95
助産師が理解しておくべきこと……96

❼ 診療録等の記載について……99
助産師が理解しておくべきこと……99

おわりに……103

装丁・本文デザイン・DTP／株式会社 サンビジネス
イラスト／小山琴美・森 真由美

第1章

産科医療補償制度について学ぼう

産科医療補償制度とは，分娩に関連して発症した重度脳性麻痺児とその家族の経済的負担を速やかに補償するとともに，脳性麻痺発症の原因分析を行い，同じような事例の再発防止に資する情報を提供することなどにより，紛争の防止，早期解決および産科医療の質の向上を図る制度です．

第1章では，本制度開始の経緯と目的，補償，補償対象事例の原因分析および再発防止に向けた取組みを紹介します．

産科医療補償制度とは？

本項では，産科医療補償制度開始の経緯と目的，補償のしくみ，原因分析・再発防止の取組みの概要および効果について解説します．

産科医療補償制度開始の経緯と目的

1 経　緯

　わが国の周産期医療の水準は世界のトップレベルである．しかし一方で，分娩を取り扱わない医療機関の増加や産科医の減少などが問題となっており，その理由の一つとして，産科医療では医事紛争が多いことがあげられた．

　2003（平成15）年頃から無過失補償制度（医療事故で障害を負った患者に対して，医師の過失の有無にかかわらず補償する制度）が医療関係者の間で研究され，それが政治に反映され，2006（平成18）年11月に自由民主党「医療紛争処理のあり方検討会」から「産科医療における無過失補償制度の枠組みについて」が取りまとめられた．この枠組みを受けて，安心して産科医療を受けられる環境整備の一環として，2009（平成21）年1月より公益財団法人日本医療機能評価機構（以下，評価機構）が運営組織となり，産科医療補償制度が開始された．

2 目　的

　本制度は，分娩に関連して発症した重度脳性麻痺児とその家族の経済的負担を速やかに補償するとともに，脳性麻痺発症の原因分析を行い，同じような事例の再発防止に資する情報を提供することなどにより，紛争の防止・早期解決および産科医療の質の向上を図ることを目的としている．

産科医療補償制度による補償

1 補償のしくみ

　本制度に加入する分娩機関は，補償開始日以降に自ら管理するすべての分娩について補償の約束を行い，運営組織に取扱い分娩件数を報告し，これに応じた掛金を支払う．運営組織にて補償対象と認定されると，保険会社から児の保護者へ補償金となる保険金が支払

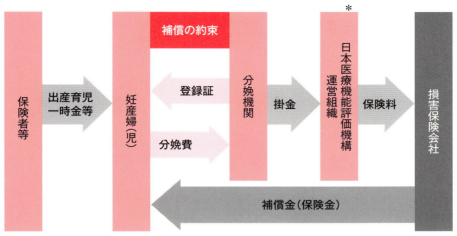

図 1-1　補償の仕組みのイメージ
＊：本制度の運営組織として，分娩機関の制度加入手続き，保険加入手続き，掛金の集金，補償対象の審査・認定，長期の補償金支払い手続き，原因分析および再発防止などの制度運営業務を行う．

われる（図1-1）．

　本制度は，法律により実施される国の制度ではなく民間の制度であり，分娩機関は，妊産婦・児との間で取り交わした標準補償約款に基づき，妊産婦・児に対して補償金を支払い，分娩機関は補償金を支払うことによって被る損害を担保するために，運営組織である評価機構が契約者となる損害保険（産科医療補償責任保険）に加入する．

　なお，掛金は加入分娩機関が支払うが，加入分娩機関における分娩（在胎週数22週以降の分娩に限る）には，保険者から支給される出産育児一時金等に掛金相当額が加算される．

2 補償対象

　本制度は，分娩に関連して発症した重度脳性麻痺を補償対象としているが，一例一例について分娩に関連しているか否かを審査することは難しく，また速やかに補償する必要があることから，一般審査の基準を満たし，除外基準に合致せず，重症度の基準に該当した場合は，一律に補償対象としている（表1-1）．このような場合は，分娩中の異常や出生時の仮死がなくても補償対象となる．

　一方，在胎週数または出生体重が一般審査の基準に満たないものの在胎週数が28週以上で出生した児に適用する個別審査の基準については，分娩中の胎児の低酸素状況の一定の要件が定められている（表1-1）．

　先天性の要因に示される疾患等があっても，それが重度の運動障害のおもな原因であることが明らかでない場合は，除外基準に該当しないとしている．また，分娩後に発症した感染症等があっても，妊娠や分娩と無関係に発症したことが明らかでない場合は，除外基準に該当しないとしている．

　このような補償対象の範囲や考え方について，産科医療関係者や診断医，妊産婦等の理解が得られるように本制度のホームページ[1]等で周知を図っている．

表 1-1 補償対象となる脳性麻痺の基準

1．補償対象基準	2014（平成26）年12月31日までに出生した児	2015（平成27）年1月1日以降に出生した児
（1）一般審査の基準	①在胎週数33週以上かつ出生体重2,000g以上	①在胎週数32週以上かつ出生体重1,400g以上
（2）個別審査の基準	②在胎週数が28週以上であり，かつ次の（一）または（二）に該当すること （一）低酸素状況が持続して臍帯動脈血中の代謝性アシドーシス（酸性血症）の所見が認められる場合（pH値が7.1未満） （二）胎児心拍数モニターにおいて特に異常のなかった症例で，通常，前兆となるような低酸素状況が前置胎盤，常位胎盤早期剥離，子宮破裂，子癇，臍帯脱出等によって起こり，引き続き，次のイからハまでのいずれかの胎児心拍数パターンが認められ，かつ心拍数基線細変動の消失が認められる場合 イ　突発性で持続する徐脈 ロ　子宮収縮の50％以上に出現する遅発一過性徐脈 ハ　子宮収縮の50％以上に出現する変動一過性徐脈	②在胎週数が28週以上であり，かつ次の（一）または（二）に該当すること （一）低酸素状況が持続して臍帯動脈血中の代謝性アシドーシス（酸性血症）の所見が認められる場合（pH値が7.1未満） （二）低酸素状況が常位胎盤早期剥離，臍帯脱出，子宮破裂，子癇，胎児母体間輸血症候群，前置胎盤からの出血，急激に発症した双胎間輸血症候群等によって起こり，引き続き，次のイからチまでのいずれかの所見が認められる場合 イ　突発性で持続する徐脈 ロ　子宮収縮の50％以上に出現する遅発一過性徐脈 ハ　子宮収縮の50％以上に出現する変動一過性徐脈 ニ　心拍数基線細変動の消失 ホ　心拍数基線細変動の減少を伴った高度徐脈 ヘ　サイナソイダルパターン ト　アプガースコア1分値が3点以下 チ　生後1時間以内の児の血液ガス分析値（pH値が7.0未満）
2．除外基準	先天性や新生児期の要因によらない脳性麻痺であること	
3．重症度の基準	身体障害者手帳1・2級相当の脳性麻痺であること	

3 補償金

補償対象と認定されると，看護・介護を行う基盤整備の資金として準備一時金600万円と，看護・介護費用として毎年定期的に給付する補償分割金2,400万円（年間120万円を20回）の合計3,000万円が，児の生存・死亡を問わず補償金として支払われる．

4 掛　金

2015（平成27）年1月1日以降に出生した児について，本来必要となる掛金の額は1分娩あたり24,000円となるが，本制度の剰余金から1分娩あたり8,000円が充当されることから，分娩機関から支払われる1分娩あたりの掛金は16,000円となる（**表1-2**）．

表1-2 掛金

2014（平成26）年12月31日までに出生した児	2015（平成27）年1月1日以降に出生した児
30,000円／1分娩（胎児）	16,000円／1分娩（胎児）

家族向けチラシ　　　　医療・福祉関係者向けチラシ　　　　参考事例集

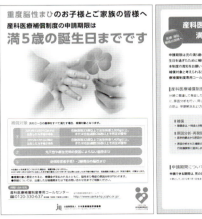
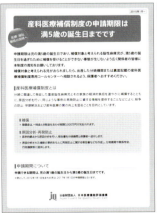
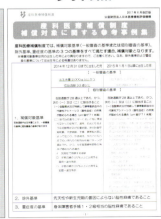

図1-2　補償申請期限の周知チラシ

5 補償申請手続き

　本制度の補償申請にあたっては，補償請求者（児の保護者）が，運営組織が定める診断書等の必要書類を添えて分娩機関に対して補償認定依頼を行う．

　補償請求者が分娩機関に補償申請できる期間は，児の満1歳の誕生日から満5歳の誕生日までである．ただし，きわめて重症で診断が可能な場合は，生後6カ月以降から申請できる．

　分娩機関は，補償請求者から補償認定依頼があった場合，補償請求者より，診断書等の必要書類を受け取り，所定の補償認定請求書類を作成のうえ，運営組織に対し補償認定請求を行う．

6 補償申請促進に向けた取組み

　先述のとおり，補償申請期限は児の満5歳の誕生日までであり，2012（平成24）年生まれの児については2017（平成29）年に，また2013（平成25）年以降生まれの児についても順次補償申請期限を迎えることから，補償対象と考えられる児が満5歳の誕生日を過ぎたために補償を受けることができなくなる事態が生じることのないよう，産科医療関係者をはじめ，脳性麻痺児とかかわる機会の多い医療関係者，福祉関係者，行政機関，関係学会・団体等，多方面の支援により，ポスターやリーフレットを配布し，補償対象となった参考事例〔「補償対象に関する参考事例」（p.16参照）〕を紹介するなど，補償申請の促進に向けた取組みを行っている（図1-2）．

補償対象事例の原因分析

1 原因分析の目的

　補償対象と認定された全事例について，分娩機関から提出された診療録等に記載されている情報および保護者からの情報等に基づいて，原因分析を行っている．原因分析は，責任追及を目的とするものではなく，医学的な観点から脳性麻痺発症の原因を明らかにするとともに，同じような事例の再発防止を提言するために行っている．今後の産科医療の質の向上を図るために，診療行為等について「医学的評価」を行い，その評価レベルに対応して「再発防止策」を提言している．

2 医学的評価

　医学的評価については，結果を知ったうえで振り返って診療行為等を評価するのではなく，事象の発生時における情報・状況に基づき，診療行為等を行った時点での判断や対応を前方視的に評価している．この評価は法的判断を行うものではないため，当事者の法的責任の有無につながるような文言は避け，医学的な観点から行い，それぞれの医療水準に応じた表現が統一された認識のもとに記載されている．

3 再発防止策

　再発防止策（今後の産科医療向上のために検討すべき事項）については，結果を知ったうえで分娩経過を振り返る事後的検討を行い，実際に行われた診療行為等を勘案し，今後どうすれば脳性麻痺の発症を防止できるかという視点であらゆる可能性を考え，考えられる改善事項等を記載している．

4 報告書の作成と開示

　原因分析は，産科医，小児科医（新生児科医を含む），助産師，弁護士，有識者等から構成される原因分析委員会および原因分析委員会部会において行われ，2017（平成29）年12月末までに1,649件の原因分析報告書を取りまとめ，保護者と分娩機関に送付している（**図1-3**）．
　加えて，本制度の透明性を高めること，再発防止および産科医療の質の向上を図ることを目的として，原因分析報告書の要約版を本制度のホームページに掲載している（**図1-4**）．また，個人情報等をマスキング（黒塗り）した「全文版（マスキング版）」は，「運営組織が産科医療の質の向上に資すると考える研究目的での利用」のための利用申請があり，運営組織が妥当と判断した場合に，当該利用申請者のみに開示している．

第1章・産科医療補償制度について学ぼう

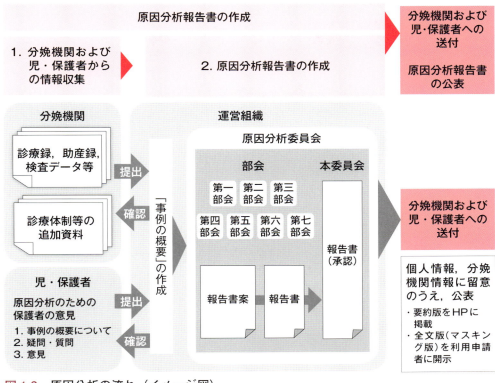

図 1-3　原因分析の流れ（イメージ図）

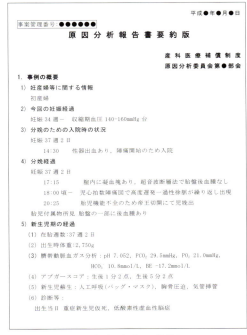

図 1-4　原因分析報告書要約版

再発防止に向けた取組み

　本制度による再発防止に向けた取組みとしては，個々の事例情報を体系的に整理・蓄積し，「数量的・疫学的分析」を行うとともに，再発防止の観点からの詳細な分析が重要な事項については「テーマに沿った分析」を行い，複数の事例の分析からみえてきた知見等に基づく再発防止策等を提言した「再発防止に関する報告書」等を取りまとめている．これらの情報を国民や分娩機関，関係学会・団体，行政機関等に提供することにより，再発防止および産科医療の質の向上を図っている．

　産科医，小児科医（新生児科医を含む），助産師，学識経験者，有識者等から構成される再発防止委員会では，2017（平成29）年3月現在までに7回にわたって「再発防止に関する報告書」を公表している．そのなかの「テーマに沿った分析」では，胎児心拍数聴取，新生児蘇生，子宮収縮薬，臍帯因子，吸引分娩・子宮底圧追法，常位胎盤早期剥離等18のテーマを取り上げて分析し，これらの結果を再発防止策として，「再発防止委員会からの提言」を取りまとめている（**表1-3，1-4**）．

　また，産科医療関係者および妊産婦を対象としたリーフレットやポスターを作成し，加入分娩機関に配布している．これらのリーフレットやポスターのなかには，日本産科婦人科学会および日本産婦人科医会に協力いただき共同で取りまとめたものもある．また，分娩機関から提出された胎児心拍数陣痛図は，産科医療関係者にとって教訓となる貴重な資料であることから，「脳性麻痺事例の胎児心拍数陣痛図」等の教材を作成している（**図1-5**）．

表1-3　再発防止委員会からの提言の一例①

5．再発防止および産科医療の質の向上に向けて

　公表した事例534件のうち，原因分析報告書において「脳性麻痺発症の主たる原因」が臍帯脱出以外の臍帯因子とされた事例が68件（12.7％）あり，これらを分析対象事例として分析した結果より，分娩管理にあたって特に留意が必要であると考えられた項目について提言・要望する．

「分析対象事例の概況」・「原因分析報告書の取りまとめ」より

- 入院時に分娩監視装置が装着された事例が64件（91.0％）であり，このうち入院時の胎児心拍数陣痛図ですでに異常があった事例が18件（28.1％），早発一過性徐脈または軽度変動一過性徐脈があった事例が10件（15.6％），正常であった事例が36件（56.3％）であった．
- 入院時の胎児心拍数陣痛図で早発一過性徐脈，軽度変動一過性徐脈または正常であった事例のうち波形の判定が可能であった事例が36件であり，このうち34件（94.4％）において，その後，分娩の進行とともに遅発一過性徐脈，遷延一過性徐脈，徐脈のいずれかが認められた．

1）産科医療関係者に対する提言
　（1）分娩経過中の胎児の状態評価について
　　　ア．入院時には一定時間（20分以上）分娩監視装置を装着し，正常胎児心拍数パターンであることを確認する．

イ．入院時に一定時間（20分以上）正常胎児心拍数パターンであることを確認した場合は，分娩第1期は次の連続的モニタリングまで（6時間以内）は，15〜90分ごとに間欠的胎児心拍数聴取，または連続的モニタリングを行う．
ウ．間欠的胎児心拍数聴取にあたっては，以下のことに留意する．
　①分娩監視装置を装着していないなどの状況では，分娩第1期には15分ごと，および分娩第2期には5分ごとに胎児心拍数を聴取する．
　②間欠的胎児心拍数聴取の聴取時間は，分娩第1期および第2期のいずれも，子宮収縮直後に少なくとも60秒間は測定し，子宮収縮による胎児心拍数の変動について評価する．
エ．連続的モニタリング中の胎児心拍数陣痛図の評価は，以下の間隔で行う．

胎児心拍数陣痛図を確認する間隔

胎児心拍数陣痛図を確認する状況[注]	分娩第1期	分娩第2期
胎児心拍数波形分類でレベル1または2を呈し，特にリスクのないまたはリスクが低いと判断されるとき	約30分間隔	約15分間隔
胎児心拍数波形分類でレベル3またはハイリスク産婦	約15分間隔	約5分間隔
胎児心拍数波形分類でレベル4または5	連続的に波形を監視	

「産婦人科診療ガイドライン—産科編2014」をもとに作成
注）「産婦人科診療ガイドライン」においては，推奨レベルC，実施すること等が考慮される（考慮の対象となるが，必ずしも実施が勧められているわけではない）とされている．

（日本医療機能評価機構 産科医療補償制度 再発防止委員会；第5回産科医療補償制度 再発防止に関する報告書より抜粋）

表1-4　再発防止委員会からの提言の一例②

5．再発防止および産科医療の質の向上に向けて

公表した事例793件のうち，常位胎盤早期剥離を合併した事例176件（22.2％）を分析対象事例として分析した結果より，常位胎盤早期剥離の管理にあたって特に留意が必要であると考えられた項目について提言・要望する．「第2回 再発防止に関する報告書」，「第3回 再発防止に関する報告書」で行った提言・要望のうち，今回の分析結果からも重要と考えられた項目についても提言・要望している．また今回，新たに診療体制についても提言している．

1）妊産婦に対する提言

> 「原因分析報告書の取りまとめ」より
>
> 分析対象事例176件のうち，分娩機関外で常位胎盤早期剥離を発症した事例123件における妊産婦が分娩機関に来院した際の主訴は，腹痛が85件（69.1％），性器出血が55件（44.7％）であった．また，腹部緊満感が53件（43.1％），胎動の変化（胎動減少・消失，胎動が激しい）が27件（22.0％）であった．

常位胎盤早期剥離の症状（性器出血，腹痛，お腹の張り等）や胎動の減少・消失等を感じた場合は，我慢せず早めに分娩機関に相談する．特に，常位胎盤早期剥離の危険因子に該当する事象がある妊産婦（妊娠高血圧症候群，常位胎盤早期剥離既往，外傷（交通事故等），35歳以上，喫煙，IVF-ET妊娠，高血圧合併妊娠）は，常位胎盤早期剥離の症状に注意する．
（参照「妊産婦の皆様へ　常位胎盤早期剥離ってなに？」（http://www.sanka-hp.jcqhc.or.jp/）に掲載）

（日本医療機能評価機構 産科医療補償制度 再発防止委員会；第6回産科医療補償制度 再発防止に関する報告書より抜粋）

妊産婦向けリーフレット

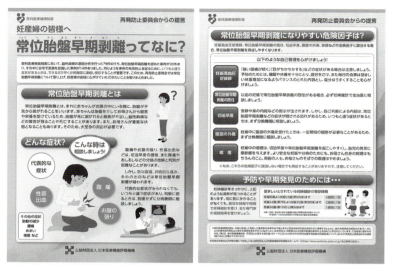

脳性麻痺事例の胎児心拍数陣痛図（CTG教材）

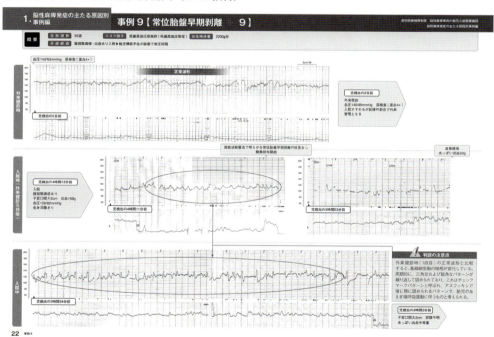

図 1-5　再発防止に関する資料，教材，リーフレット等

表 1-5 産科医療補償制度の原因分析・再発防止に係る診療録・助産録および検査データ等の記載事項

Ⅰ. 診療録・助産録
1. 外来診療録・助産録
 1) 妊産婦に関する基本情報
  (1) 氏名, 年齢, 身長, 非妊娠時体重, 嗜好品（飲酒, 喫煙）, アレルギー等
  (2) 既往歴
  (3) 妊娠分娩歴：婚姻歴, 妊娠・分娩・流早産回数, 分娩様式, 帝王切開の既往等
 2) 妊娠経過記録
  (1) 分娩予定日：決定方法, 不妊治療の有無
  (2) 健診記録：健診年月日, 妊娠週数, 子宮底長, 腹囲, 血圧, 尿生化学検査（糖, 蛋白）, 浮腫, 体重, 胎児心拍数, 内診所見, 問診（特記すべき主訴）, 保健指導等
  (3) 母体情報：産科合併症の有無, 偶発合併症の有無等
  (4) 胎児および付属物情報：胎児数, 胎位, 発育, 胎児形態異常, 胎盤位置, 臍帯異常, 羊水量, 胎児健康状態（胎動, 胎児心拍数等）等
  (5) 転院の有無：転送先施設名等
2. 入院診療録・助産録
 1) 分娩のための入院時の記録
  (1) 母体所見：入院日時, 妊娠週数, 身体所見（身長, 体重, 血圧, 体温等）, 問診（主訴）, 内診所見, 陣痛の有無, 破水の有無, 出血の有無, 保健指導等
  (2) 胎児所見：心拍数（ドップラーまたは分娩監視装置の記録）, 胎位等
  (3) その他：本人・家族への説明内容等
 2) 分娩経過
  (1) 母体所見：陣痛（開始時間, 状態）, 破水（日時, 羊水の性状, 自然・人工）, 出血, 内診所見, 血圧・体温等の一般状態, 食事摂取, 排泄等
  (2) 胎児所見：心拍数（異常所見およびその対応を含む）, 回旋等
  (3) 分娩誘発・促進の有無：器械的操作（ラミナリア法, メトロイリーゼ法等）, 薬剤（薬剤の種類, 投与経路, 投与量等）等
  (4) その他：観察者の職種, 付き添い人の有無等
 3) 分娩記録
  娩出日時, 娩出方法（経腟自然分娩, クリステレル圧出, 吸引分娩, 鉗子分娩, 帝王切開）, 分娩所要時間, 羊水混濁, 胎盤娩出様式, 胎盤・臍帯所見, 出血量, 会陰所見, 無痛分娩の有無等
 4) 産褥記録
  母体の経過：血圧・体温等の一般状態, 子宮復古状態, 浮腫, 乳房の状態, 保健指導等
 5) 新生児記録
  (1) 新生児出生時情報：出生体重, 身長, 頭囲, 胸囲, 性別, アプガースコア, 体温, 脈拍・呼吸等の一般状態, 臍帯動脈血ガス分析値[※注], 出生時蘇生術の有無（酸素投与, マスク換気, 気管挿管, 胸骨圧迫, 薬剤の使用等）等
   ※注：個別審査対象の児に必要であり, 他の児についても検査することが望ましい.
  (2) 診断：新生児仮死（重症・中等症）, 胎便吸引症候群（MAS）, 呼吸窮迫症候群（RDS）, 頭蓋内出血（ICH）, 頭血腫, 先天異常, 低血糖, 高ビリルビン血症, 感染症, 新生児けいれん等
  (3) 治療：人工換気, 薬剤の投与（昇圧剤, 抗けいれん剤等）等
  (4) 退院時の状態：身体計測値, 栄養方法, 哺乳状態, 臍の状態, 退院年月日, 新生児搬送の有無, 搬送先施設名等
  (5) 新生児代謝スクリーニング結果
  (6) 新生児に関する保健指導
3. その他
 分娩経過表（パルトグラム）, 手術記録, 看護記録, 患者に行った説明の記録と同意書, 他の医療機関からの紹介状等
Ⅱ. 検査データ
 外来および入院中に実施した血液検査・分娩監視装置等の記録（コピー可）

「再発防止に関する報告書」の「数量的・疫学的分析」では，本制度の補償対象となった重度脳性麻痺児に関する基本統計を掲載しているが，これらのデータは，本制度の補償対象となった重度脳性麻痺の事例であることから，脳性麻痺発症の原因や再発防止などについて，より専門的な分析を行うために，再発防止委員会のもと，「再発防止ワーキンググループ」を設置し，本制度の補償対象となった脳性麻痺事例と日本産科婦人科学会周産期登録事業のデータベース事例との比較研究が行われてきた．第一報の研究論文[2]が2016（平成28）年1月にPLOS ONEに掲載されたが，今後も産科学的および公衆衛生学的な視点からより専門的な分析を行い，脳性麻痺発症や再発防止に関する新たな知見を見出すこととしている．

　なお，本制度の原因分析および再発防止が適正に行われるためには，診療に関する情報が正しく十分に提供される必要があることから，「産科医療補償制度の原因分析・再発防止に係る診療録，助産録および検査データ等の記載事項」（**表1-5**）を参考にした診療録等の記載に取り組むよう働きかけている．

産科医療補償制度の効果

1 原因分析に関するアンケート

　原因分析報告書を送付した分娩機関および保護者から原因分析に対する意見等を収集することにより，今後の原因分析に役立てることを目的に，2011（平成23）年，2012（平成24）年，2013（平成25）年，2015（平成27）年の計4回アンケートを実施した．回答率は，分娩機関（搬送元分娩機関を含む）が61%（366/602件），保護者が62%（409/655件）であった．

　回答があった分娩機関の74%および保護者の65%が「原因分析が行われて良かった」と回答し，良かった理由として，分娩機関，保護者ともに「第三者により評価が行われたこと」がもっとも多くあげられた[3]（**図1-6**）．

2 再発防止に関するアンケート

　再発防止および産科医療の質の観点から，各分娩機関における「再発防止に関する報告書」等の認知度および利用状況を調査し，今後の再発防止の取組みに活かすことを目的に，調査対象施設については，本制度加入分娩機関（病院，診療所，助産院）から無作為抽出して，2013（平成25）～2015（平成27）年までに計2回アンケートを実施した．2回目のアンケートは，2015（平成27）年9～10月に実施し，回収率は57.7%（947/1,642件）であった[4]．おもな結果を図1-7に示す．

第1章・産科医療補償制度について学ぼう

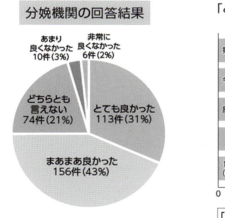
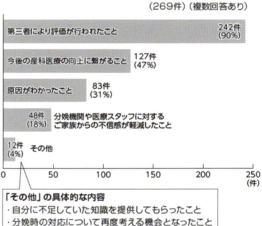
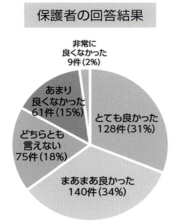
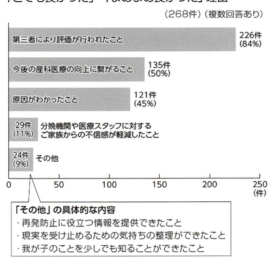

図1-6　原因分析に関するアンケート結果

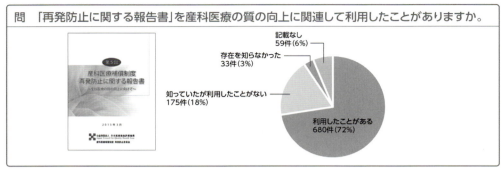

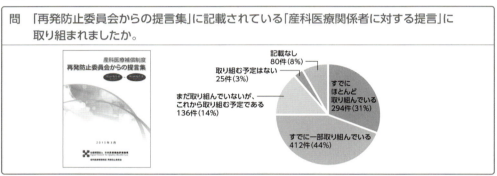

図 1-7　再発防止に関するアンケート結果

3 損害賠償請求等の状況

　本制度では，分娩機関が重度脳性麻痺について法律上の損害賠償責任を負う場合，本制度から支払われる補償金と損害賠償金の調整を行うことから，運営組織では補償対象と認定された事案に係る損害賠償請求の有無等の状況を把握している．

　2017（平成29）年12月末までに補償対象とされた2,233件のうち，運営組織においてこの時点で把握している損害賠償請求事案は97件で，全体の4.3%（97/2,233件）である．このうち，訴訟提起事案が51件，訴外の賠償交渉事案が46件である．なお別途，証拠保全のみで訴訟の提起や賠償交渉が行われていない事案が10件である．また，2017（平成29）年12月末までに原因分析報告書が送付された1,649件のうち，原因分析報告書が送付された日以降に損害賠償請求が行われている事案は34件で，全体の2.1%（34/1,649件）である．このうち，訴訟提起事案が15件，訴外の賠償交渉事案が19件である．

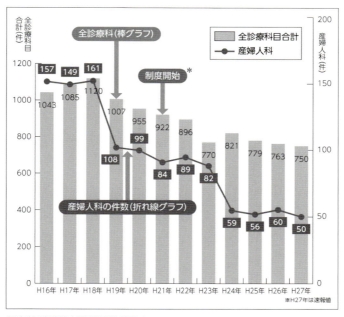

最高裁判所医事関係訴訟委員会
「医事関係訴訟事件の診療科目別既済件数」より改変

図 1-8　全診療科および産婦人科の訴訟（既済）の推移
＊制度開始：産科医療補償制度の開始．

4 医事関係訴訟

　最近の最高裁判所のデータでは，産婦人科に関する医事関係訴訟の既済件数は，2008（平成20）年は99件であったが，その後年々減少し，2015（平成27）年は50件である．この減少の割合は，全診療科の減少の割合よりも大きい（図1-8）．また，最高裁判所事務総局「平成25年7月　裁判の迅速化に係る検証に関する報告書（社会的要因論）」において，「産科医療補償制度は，対象が産科に限られるとはいえ，公的な第三者機関が事故の原因分析等を行う仕組みが設けられた点，医療（特に産科医療）にリスクが伴うことを前提にこのリスクを社会的に負担するという観点から無過失補償制度が導入された点で重要な意義があるといえ，無過失補償制度について，産科以外の分野への展開の可能性も注目される」，「産科医療補償制度は，施行後相当数の事件を処理しており，医事関係訴訟の事件数にも一定の影響を及ぼしているものと考えられる」[5]と記載されている．

2 補償対象に関する参考事例

補償対象に関する参考事例を「産科医療補償制度 補償対象に関する参考事例集」[6]より抜粋して紹介します．なお，これらの参考事例と診断名や病態等が同じ事例であっても，各々の事例の状況によって審査結果は異なることがあります．

補償対象基準に関する参考事例

1 一般審査の基準

参考事例

在胎週数39週，出生体重3,300g．妊娠・分娩経過は特に異常を認めず，臍帯動脈血のpH値は7.25であった．出生時に新生児仮死は認めず，生後の経過も順調で母児ともに退院した．

1カ月健診時に著明な頭囲発育不良を認めたため，頭部CTを施行したところ多嚢胞性脳軟化症を認めた．明らかな先天性要因や新生児期の要因は認めないことから，除外基準には該当しないと判断され，重症度の基準は満たしていることから補償対象と判定された．

本制度では，一般審査の基準を満たしていて，先天性要因や新生児期の要因による脳性麻痺ではない場合（除外基準に該当しない場合）は，「分娩に関連して発症した」ものとして取り扱っています．一般審査の基準を満たしている児については，分娩時の児の低酸素状況や出生時の仮死の有無にかかわらず，除外基準に該当せず，重症度の基準を満たせば補償対象となります．

第1章・産科医療補償制度について学ぼう

2 個別審査の基準

参考事例

　在胎週数31週，出生体重1,800g．母が胎動減少の自覚があり受診した後，胎児心拍数モニターおよびエコー所見より胎児機能不全と診断され，緊急帝王切開で新生児仮死の状態で出生した．臍帯動脈血ガス分析は実施できなかった．補償対象基準のなかの（2）個別審査の基準の（二）（p.4，**表1-1**参照）に記載されている低酸素状況の前兆となるような具体的な病態までは特定できなかったが，胎児心拍数モニターでは，心拍数基線細変動の消失および子宮収縮の50％以上に出現する変動一過性徐脈を認め，臍帯圧迫などの突発的な病態があったと考えられることから，補償対象基準（個別審査の基準）を満たしていると判定された．

　分娩時に低酸素状況を引き起こしたと考えられる前置胎盤，常位胎盤早期剝離，子宮破裂，子癇，臍帯脱出などの具体的な病態が明確でない（特定できない）場合でも，所定の胎児心拍数パターンが認められ，かつ突発的に胎児の低酸素状況を引き起こす可能性が高い病態（本事例においては臍帯圧迫など）があったと審査委員会において判断される時は，補償対象基準（個別審査の基準）を満たします．

参考事例

　在胎週数31週，出生体重1,300g．自然破水後の内診で臍帯脱出を認め，胎児ドップラーで児心音聴取できず，緊急帝王切開で出生した．アプガースコアは1分値0点，5分値1点であった．胎児心拍数モニター，臍帯動脈血ガス分析は実施していないが，緊急性に鑑みるとこれらのデータが取得できなかったことは合理的な事情があったと認められ，かつ胎児に突発的に低酸素状況が生じていたことが診療録などから明らかであり，データを取得できていれば補償対象基準を満たす蓋然性がきわめて高いと考えられ，補償対象基準（個別審査の基準）を満たしていると判定された．

　分娩時の低酸素状況を証明するデータがない場合は，補償対象基準を満たすことが証明できないため，原則として補償対象外となりますが，①緊急性等に照らして考えると，データが取得できなかったことにやむを得ない合理的な事情があり，②診療録などから，胎児に突発的な低酸素状況が生じたことが明らかであると考えられ，③仮にデータを取得できていれば，明らかに補償対象基準を満たしていたと考えられる（補償対象基準を満たしていた高度の蓋然性がある）場合には，

補償対象基準（個別審査の基準）を満たします．なお，本事例については，2015（平成27）年1月1日以降に出生した児の場合は，補償対象基準が異なることから，「アプガースコア1分値3点以下」であることをもって，補償対象基準（個別審査の基準）を満たします．

除外基準に関する参考事例

1 先天性要因―染色体異常が認められた事例

参考事例

在胎週数36週，出生体重2,300g．常位胎盤早期剥離疑いのため緊急帝王切開で出生した．新生児仮死を認め，頭部画像検査では低酸素・虚血を示す所見があった．染色体検査において21トリソミーを認めた．

妊娠・分娩経過や頭部画像検査等から総合的にみると，染色体異常（21トリソミー）が重度の運動障害のおもな原因であることが明らかではなく，また他に重度の運動障害の主な原因となる先天性要因の存在についても明らかではないと判断され，除外基準に該当しないと判定された．

染色体異常，遺伝子異常または先天性代謝異常が除外基準に該当するかどうかについては，妊娠・分娩や生後の経過，臨床所見，検査データなどから総合的に判断しています．染色体異常，遺伝子異常または先天性代謝異常が重度の運動障害のおもな原因であることが明らかである場合は，除外基準に該当します．

2 新生児期の要因
（1）新生児期に感染症を発症した事例

参考事例

在胎週数38週，出生体重2,700g．妊娠後期の腟分泌物培養検査でB群溶血性レンサ球菌（GBS）が検出された．経腟分娩で出生し，問題なく経過し，日齢5に退院した．日齢11に髄膜炎を発症し，髄液検査でGBS陽性と判明した．

GBS感染による髄膜炎は，垂直感染の可能性が高く，分娩とは無関係に発症したことが明らかではないため，除外基準には該当しないと判定された．

新生児期に発症した感染症は，発症までの期間や母体感染の有無などから総合的に判断し，分娩とは無関係に発症した感染症により脳障害が生じたことが明らかであり，かつその脳障害が重度の運動障害のおもな原因であることが明らかな場合は，除外基準に該当します．

(2) 新生児期に呼吸停止が発生した事例

参考事例
　在胎週数39週，出生体重3,200g．出生時に新生児仮死は認めなかった．早期新生児期に呼吸停止が発生した．頭部画像検査では大脳基底核・視床に信号異常を認めた．妊娠・分娩や生後の経過，臨床所見，頭部画像検査などから総合的にみると，分娩とは無関係に生じた呼吸停止であることが明らかではないため，除外基準に該当しないと判定された．

　妊娠・分娩や生後の経過，臨床所見，頭部画像検査などから総合的に判断し，分娩後に，分娩とは無関係に生じた呼吸停止により脳障害が生じたことが明らかであり，かつその脳障害が重度の運動障害のおもな原因であることが明らかである場合は，除外基準に該当します．
　一方，分娩後に呼吸停止が発生するまでの時間や新生児期の経過などから，呼吸停止が分娩とは無関係に生じたことが明らかでない場合は，除外基準には該当しません．

3 産科医療補償制度 補償申請に関するQ&A

児の保護者から，産科医療補償制度の補償申請手続きや補償対象に関する問い合わせを受けた際に適切に対応できるよう，Q&Aの例を通して重要事項を確認しておきましょう．

補償申請手続きについて

児の保護者から「補償申請を行うためには誰に診断してもらえばよいのでしょうか」との相談を受けました．
どのように答えればよいのでしょうか？

A 補償約款では，診断医は，身体障害者福祉法第15条第1項の規定に基づく障害区分「肢体不自由」の認定に係る小児の診療等を専門分野とする医師または日本小児神経学会の定める小児神経専門医の認定を受けた医師に限定しています．よって，これに該当する医師に診断してもらうよう説明してください．
　なお，本制度の規定に該当し，かつあらかじめ診断への協力をご了解いただいた医師を「診断協力医」として本制度のホームページに掲載していますので，あわせてご案内ください．

 公益財団法人日本医療機能評価機構：産科医療補償制度の診断書・診断医について
http://www.sanka-hp.jcqhc.or.jp/doctor/list.html

児の保護者から，児が生後6カ月に達する前に補償請求がなされました．どのように対応すればよいですか？

 補償約款では，児が生後6カ月に達する前に補償認定申請書類を分娩機関へ提出することを認めていません（書類を取り寄せることはできます）．補償約款で認められた時期まで待つように説明してください．

また，児が生後6カ月に達する前に，補償請求者（児の保護者）に補償認定申請書類を渡す際には，生後6カ月以降に診断を受けるよう説明してください．

 在胎週数28週未満で出生した児の保護者から，補償請求がなされました．どのように対応すればよいですか？

 在胎週数28週未満で出生した児は，本制度の補償対象基準に該当しないため，補償対象とならない旨を説明してください．

 児の保護者から「補償請求者が補償申請書類一式を運営組織に直接請求することはできますか？」との問い合わせがありました．どのように対応すればよいですか？

 原則として補償申請書類一式は，分娩機関が運営組織に請求することになっています．そのため，分娩機関が補償申請書類一式を請求し，補償請求者にお渡しいただくとともに，補償請求の流れや必要書類について補償請求者に説明しましょう．

制度の名前は聞いたことがありますが，補償申請の手続き方法までは知らず，児の保護者に説明できるかが不安です．手続きに関する資料はありませんか？

 補償申請の手続きについては，本制度のホームページに掲載していますので，ご活用ください．

👉 公益財団法人日本医療機能評価機構：産科医療補償制度ホームページ
http://www.sanka-hp.jcqhc.or.jp/

補償対象について

 児の保護者から「わが子は補償対象に該当しますか？」と聞かれました．どのように対応すればよいですか？

 コールセンターで「補償対象となる脳性麻痺の基準」を詳しく説明しています．以下のコールセンターに問い合わせるようご案内ください．

👉 産科医療補償制度専用コールセンター
フリーダイヤル：0120-330-637（受付時間は土日祝を除く午前9時～午後5時）

 児の保護者には，「補償申請をされる場合は，お子さんの5歳の誕生日までに運営組織に電話してください」と案内すればよいですか？

 補償申請を行うためには，補償申請に必要な書類をすべて揃え，満5歳の誕生日までに分娩機関に提出する必要があります．必要書類のうち，「専用診断書」の作成には2～3カ月かかることもありますので，早めに準備するようご案内してください．

第1章・産科医療補償制度について学ぼう

「補償対象となる脳性麻痺の基準」について，わかりやすい資料はありませんか？

 ポイントをわかりやすく説明した「補償申請検討ガイドブック」をご活用ください（図1-9）．本制度のホームページにも掲載しています．

👉 産科医療補償制度補償申請検討ガイドブック
http://www.sanka-hp.jcqhc.or.jp/documents/exam/pdf/guidebook.pdf

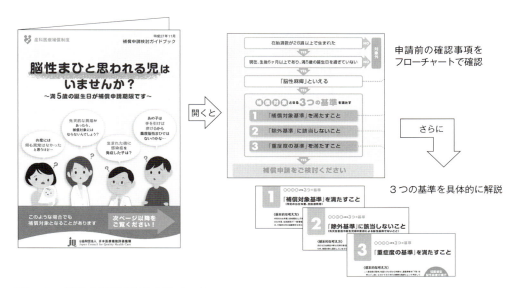

図1-9 補償申請検討ガイドブック

文献/URL

1) 公益財団法人日本医療機能評価機構：産科医療補償制度ホームページ．
http://www.sanka-hp.jcqhc.or.jp/
2) Hasegawa J, Toyokawa S, Ikenoue T, et al : Relevant Obstetric Factors for Cerebral Palsy : From the Nationwide Obstetric Compensation System in Japan.PLOS ONE, 11 (1) : e0148122, 2016. http://journals.plos.org/plosone/article?id=10.1371/journal. pone. 0148122
3) 公益財団法人日本医療機能評価機構：NEWS LETTER 第15巻4号，2015年11月1日発行．
https://jcqhc.or.jp/
4) 公益財団法人日本医療機能評価機構：産科医療補償制度の資料・報告書．再発防止に関するアンケート（201509）．
http://www.sanka-hp.jcqhc.or.jp/documents/statistics/docs/saihatuboushiquestionnaire2.pdf
5) 最高裁判所事務総局：裁判の迅速化に係る検証に関する報告書（社会的要因編）．p.110, 2013（平成25年7月）．
6) 公益財団法人日本医療機能評価機構：産科医療補償制度．脳性麻痺に関する産科医療補償制度の補償申請について．補償対象基準に関する参考事例集 2017年6月改訂版．
http://www.sanka-hp.jcqhc.or.jp/documents/exam/pdf/SANKOUJIREI201706.pdf

第 **2** 章

胎児心拍数陣痛図 (CTG) 判読のポイントと変化予測

医学的管理からみた胎児と小児・成人のもっとも大きな相違は，「胎児には自覚症状の訴えがない」ことであり，この観点からより客観性と予測性の高い胎児機能検査が提唱されてきました．諸種の胎児健常性検査が提唱されているなかで，実時間性，客観性の点では胎児心拍数陣痛図がもっとも汎用性の高い検査法として用いられていることは周知のとおりです．第2章では，胎児心拍数陣痛図の判読のポイントについて，陣痛時の胎児循環の特徴をふまえながら概説します．

分娩時の胎児循環に関する基礎的事項

本項では胎児心拍数陣痛図の判読において不可欠な知識として，分娩時の胎児循環に関する基礎的事項について解説します．

分娩時の子宮胎盤循環

母体の内腸骨動脈から分岐した子宮動脈は，子宮筋層表面に多数の子宮弓状動脈を分枝する．子宮弓状動脈はさらに子宮筋層を貫通した後に絨毛間腔に開口し，母体血が間腔内を還流して胎児血との間で酸素と二酸化炭素のガス交換を行い，その後に母体血は子宮内膜静脈を経由して子宮静脈に還流される（図2-1-①）．

子宮胎盤血流量は，分娩時の子宮収縮によって周期的に変動する．すなわち，子宮収縮が起こると，まず絨毛間腔から子宮静脈へ通じる筋層内の子宮内膜静脈が圧迫されて静脈還流が遮断され，次いで絨毛間腔に流入する細動脈血が遮断されるため（図2-1-②,③），陣痛極期における胎盤のガス交換は絨毛間腔にプールされた母体血中酸素の消費のみとなる．一方，子宮筋の弛緩に伴って子宮細動脈が，次いで細静脈の順に循環再開を生じ，プールされた絨毛間腔血は酸素飽和度の高い新たな母体血と交換される．すなわち，胎児側からみれば，分娩は長時間にわたって間欠的に酸素供給が中断される大きなストレスとなる．

低酸素状態に対する胎児の防御機構

このような子宮胎盤循環の周期的変動や低酸素状態に対して，胎児は主として心拍出量，臓器血流量および胎児胎盤循環の調節によって適応している．

1 心拍出量の調節

胎児の心拍出量の特徴として，体重あたりの胎児心拍出量は成人の2倍以上である一方，心駆出量の増加能力は低いことがあげられる．胎児においては心室拡張終期圧の上昇に伴

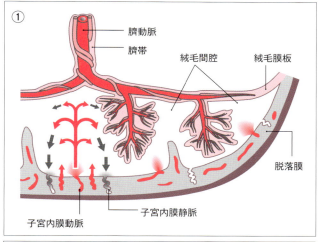

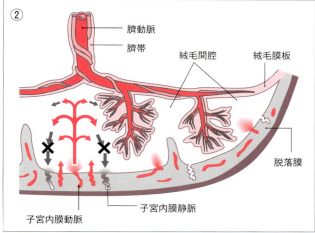

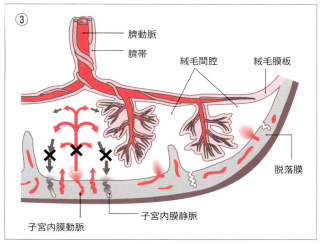

図 2-1　絨毛間腔の血流
①間欠期
②収縮初期．子宮内膜静脈からの低酸素血液の排出が止まる
③収縮極期．子宮内膜動脈血の流入も止まる

う一回駆出量の増加はわずかであり[1]，胎児心拍出量の増減は一回駆出量よりもむしろ胎児心拍数の増減によって調節されている．

❷ 臓器血流量の調節

胎児のストレス時の反応として，血流の再分配機構が存在することが胎児循環の大きな特徴である．山羊胎仔における低酸素負荷による各臓器の血流増加率は，心，脳幹および副腎では顕著であり，一方，腸管，肝，皮膚および筋肉では血流量の減少がみられるか，あるいはわずかな増加にとどまる[2]（図2-2）．この結果は，胎児低酸素状態あるいは酸血症（アシドーシス）の状態では，自律神経系および血中カテコールアミン分泌を介して心，脳および副腎などの重要臓器への血流の増加が認められる一方，腎，腸管，皮膚などへの血流は減少して生命維持を図ろうとする一種の防御機構と考えられる[1,2]．本機構によって，低酸素などの諸種のストレス下において生命保持に重要な臓器が保護される．

❸ 心腔内血行動態の変化

低酸素状態におけるヒト胎児心血流量は，正常胎児に比較して左室優位の血流分布を呈す[3]．このことは，ストレス下における躯幹末梢の血管収縮に起因した末梢血管抵抗の上昇に呼応して，心腔内血流が左室優位となって脳への血流量保持と冠状動脈の供給血管である上行大動脈血流量を保持する合目的的な変化と考えられる（図2-2）．

❹ 胎児胎盤循環の調節

正常の胎児胎盤循環においては，臍静脈血はその大部分が静脈管（Arantius管）を経由して下大静脈に流入するが，一部は門脈から肝内を還流し，肝静脈を経て下大静脈に至る側副路が形成されている．動物実験から，循環血流量の減少あるいは低酸素負荷によって，臍静脈血の静脈管通過血流量の増加および肝内流入血流量の減少が認められることが明らかとなっている[4]（図2-2）．このように，ストレス下においては，静脈レベルでの側副路を遮断し，酸素化された臍静脈血を効率良く下大静脈に流入させる機序が機能する．これら動脈側，静脈側ともに存在する胎盤血流維持機構によって，胎児胎盤循環は可及的に正常循環に保持される．

以上のような機序によって，胎児は成人にとっては病的な低い酸素分圧下においても生理的な範囲内で循環保持が可能であると同時に，これらの変化によって分娩時の絨毛間腔における周期的な酸素分圧低下に対する防御機構ともなっている．

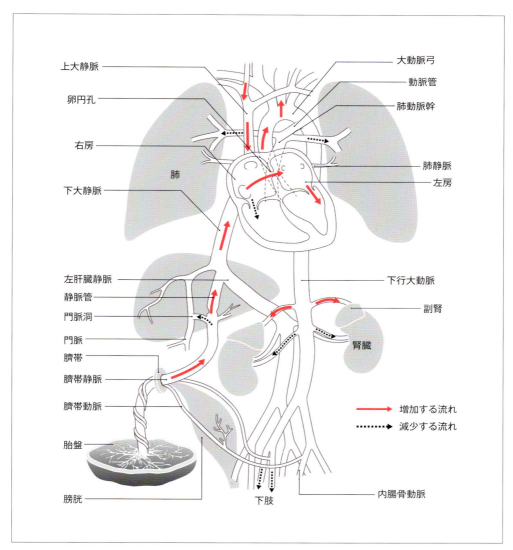

図 2-2　ストレス下での各臓器における血流の増加および減少（臓器）

2 胎児心拍数陣痛図の判読法

本項では胎児心拍数陣痛図の心拍数波形の判読においておもに評価すべき3つの要素（①胎児心拍数基線，②胎児心拍数基線細変動，③胎児心拍数一過性変動）の定義と病態生理学的な意義を解説します．

　前項で述べたように，陣痛時の子宮胎盤循環の特徴は，間欠的な酸素供給の途絶であり，これに対する胎児循環動態の評価法として，現在，実時間的に，かつ高い精度で胎児低酸素・酸血症の有無を推測できる方法が，胎児心拍数陣痛図（cardiotocogram，以下CTG）によるパターン判別である．胎児低酸素あるいは酸血症（アシドーシス）の診断にあたっては，まずCTG波形の定義を熟知することが前提となる．
　本邦では，日本産科婦人科学会の用語・定義に従い，心拍数波形を①胎児心拍数基線，②胎児心拍数基線細変動および③胎児心拍数一過性変動の3つの要素に分けて判読し，さらに各所見を細分化して評価・記述する．
　以下に，各々の所見の定義と病態生理学的な意義について述べる．

胎児心拍数基線

1 定義

　胎児心拍数基線は10分の区画におけるおおよその平均胎児心拍数であり，5の倍数として表す．判定には一過性変動の部分，および26bpm以上の胎児心拍数細変動の部分は除外する．また，10分間に複数の基線があり，その基線が26bpm以上の差をもつ場合は，この部分での基線は判定しない．10分の区画内で，基線と読む場所は少なくとも2分以上続かなければならない．そうでなければその区画の基線は不確定とする．この場合は，直前の10分間の心拍数図から判定する．胎児心拍数基線が110bpm未満である場合を「徐脈」，160bpmを超える場合を「頻脈」とする（図2-3）．

2 意義

　前項で述べたとおり，胎児は子宮胎盤循環の周期的変動あるいは低酸素状態などのスト

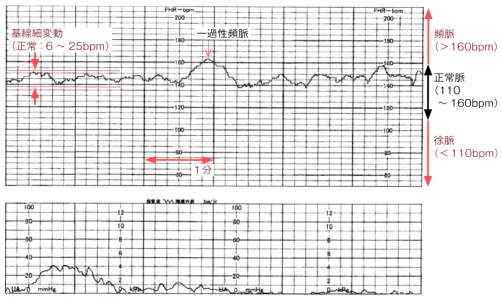

図2-3 胎児心拍数陣痛図（CTG）の読み方

レスに対して，胎児心拍数の増減によって心拍出量を調節しており，徐脈あるいは頻脈の存在はストレスに対する反応，場合によっては調節機構の破綻を示唆する．

胎児心拍数基線細変動

1 定義

1分間に2サイクル以上の胎児心拍数の変動であり，振幅，周波数とも規則性がないものをいう．

基線細変動は，その振幅の大きさを肉眼的に判読することによって以下の4段階に分類する．
① 細変動消失：肉眼的に認められない
② 細変動減少：5bpm以下
③ 細変動中等度：6～25bpm
④ 細変動増加：26bpm以上

なお，①～④のほかに，心拍数曲線が規則的でなめらかなサイン曲線を示すサイナソイダルパターン（sinusoidal pattern）がある．持続時間は問わず，1分間に2～6サイクルで振幅は平均5～15bpmであり，大きくても35bpm以下の波形を示す．

2 意義

胎児の瞬時心拍数は，秒単位で微細な増減を示しており，これは心拍数図上で基線細変動と称される．基線細変動の存在は，主として交感神経および副交感神経の作用を反映した生理的所見と考えられている[5]が，そのほかに中枢神経系の影響[6]を受けていることが

わかっている.

　一方，長期の胎児低酸素状態あるいは代謝性アシドーシスなどの中枢神経系の抑制状態が生じると，中枢神経系支配から逸脱した心洞房結節固有の調律による心拍数を呈するため，細変動の減少ないしは消失が生じる（図2-4）.

　このように，基線細変動の消失は長時間の胎児低酸素状態を示す重要所見である[7]一方で，未熟胎児，鎮静剤，麻酔薬あるいは副交感神経作動薬などでも同様の所見が出現することを熟知しておく必要がある[8].

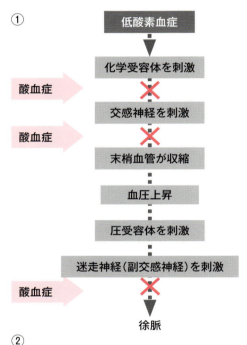

① 基線細変動減少・消失のメカニズム.
　遅発一過性徐脈の発生機序をベースに本所見発生のメカニズムを示す（遅発一過性徐脈については図2-6参照）.
　長期の胎児低酸素状態あるいは酸血症などにより自律神経の抑制状態が生ずると（×部），神経支配から逸脱した心洞房結節固有の調律となるため，心拍数の微細な増減が消失する.

② 基線細変動減少の一例（妊娠34週0日）.
　心拍数基線150bpmで基線細変動は5bpm未満である．注意深く見ると，軽度遅発一過性徐脈を伴っている.

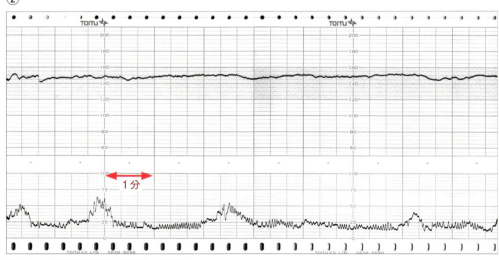

図2-4　基線細変動の減少・消失

胎児心拍数一過性変動

一過性頻脈
1 定義
　開始からピークまでが30秒未満の急速な増加で，開始から頂点までが15bpm以上，元に戻るまでの持続が15秒以上2分間未満のものをいう．ただし，32週未満では心拍数増加が10bpm以上，持続が10秒以上のものとする．

2 意義
　通常，胎児の健常性良好の際に認められ，刺激（自身の胎動，子宮収縮など）に対する正常な交感神経反射が生じていることを示す．
　なお，分娩前のNon-stress test（NST）において一過性頻脈が頻発するパターンをreactive patternと称するが，reactive/non-reactiveの判定はNST上の概念であり，分娩中の胎児心拍数モニタリングには通常用いない．

一過性徐脈
1 定義と発生機序
　一過性徐脈の波形は，心拍数の減少が急速であるか，緩やかであるかにより，肉眼的に区別することを基本とする．心拍数の開始から最少点に至るまでに要する時間を参考とし，両者の境界を30秒とする．

1）早発一過性徐脈
定義
　子宮収縮に伴って心拍数が緩やかに減少し，子宮収縮の消退に伴い元に戻る心拍数低下で，その一過性徐脈の最下点と対応する子宮収縮の最強点の時期が一致しているものをいう（図2-5）．

発生機序
　児頭の圧迫に起因して頭蓋内の血流が減少し，迷走神経反射を介して心拍数の低下が招来されると考えられている[9]．本所見と児の予後との関連から，胎児低酸素・酸血症の所見とは考えられていない．

2）遅発一過性徐脈
定義
　子宮収縮に伴って心拍数が緩やかに減少し，子宮収縮の消退に伴い元に戻る心拍数低下で，子宮収縮の最強点に遅れてその一過性徐脈の最下点を示すものをいう．ほとんどの症例では，一過性徐脈の下降開始・最下点・回復が，おのおの子宮収縮の開始・最強点・終了より遅れて出現する（図2-6）．

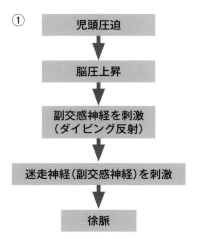

①早発一過性徐脈のメカニズム.
　児頭の圧迫に起因して一過性に頭蓋内の血流が減少し，迷走神経反射を介して心拍数が低下する．

②早発一過性徐脈の一例（妊娠37週6日）．
　子宮収縮に伴う一過性徐脈で，一過性徐脈の最下点（赤矢印）と対応する子宮収縮の最強点の時期が一致する．

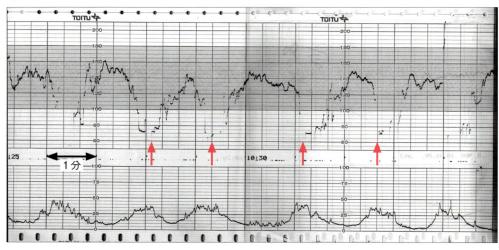

図2-5　早発一過性徐脈

発生機序

　子宮収縮に伴う子宮胎盤血流量の減少に続発する胎児低酸素血症の表現型の一つと考えられている．その発生機序として二つの場合がある．すなわち，アシドーシスを伴わない低酸素血症では，交感神経および副交感神経を介した反射が主であり，アシドーシスを伴うものでは，心筋の自動能そのものの抑制によるという．

　アシドーシスを伴わない酸素分圧の低下は化学受容体刺激を介して交感神経を刺激し，末梢血管収縮を招来する．これによる胎児の血圧上昇が圧受容体を刺激し，迷走神経反射を介して胎児徐脈を生じる．一方，アシドーシスを伴う低酸素血症においては，心筋そのものの代謝障害に基づく過分極も伴って，同様に徐脈を呈するとされる[10]．すなわち，前者は主として酸血症を伴わない比較的急激な低酸素血症の際に出現する機序であるのに対

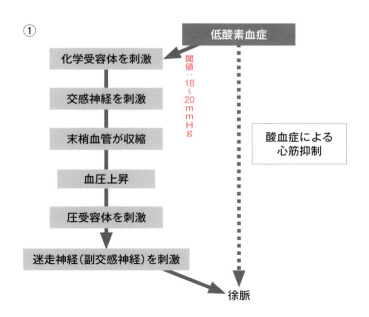

① 遅発一過性徐脈のメカニズム.
低酸素血症を感知する化学受容体には閾値があり，酸素分圧が20mmHg前後を下回ると神経反射が生じて迷走神経反射に至り，徐脈となる．したがって，従来から低酸素血症の状態にある胎児ほど本所見が出現しやすい．

② 遅発一過性徐脈の一例（妊娠37週1日）．
子宮収縮の最強点に遅れてその一過性徐脈の最下点（赤矢印）を示す．

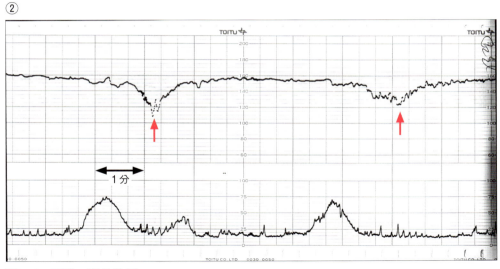

図2-6　遅発一過性徐脈

し，後者は重症妊娠中毒症あるいは母体の自己免疫疾患などの慢性的な子宮胎盤循環不全が存在する場合，あるいは低酸素血症が遷延し酸血症に移行した際に認められる．
化学受容体には閾値があり，酸素分圧が20mmHg前後を下回ると神経反射が生じるとされ，従来から低酸素血症の状態にある胎児ほど出現しやすい．心拍数低下が子宮収縮に遅れて開始する理由は，子宮収縮による子宮胎盤血流量の減少によって酸素分圧の低下した胎児静脈血が躯幹の化学受容体部位に到達するまでに時間を要するためと考えられる．

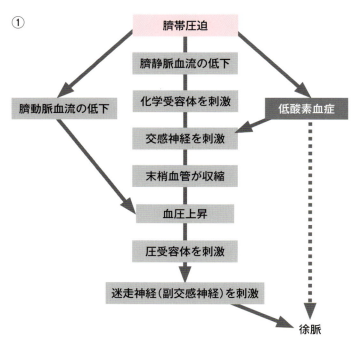

①変動一過性徐脈のメカニズム．
臍静脈が圧迫されると静脈還流量が減少して化学受容体が刺激され，さらに圧迫が臍動脈に及んだ場合には，直接後負荷の上昇が生じることによって血圧上昇をきたす．この血圧上昇により圧受容体が刺激を受け，迷走神経を介して心拍数の低下をきたす．血流障害の程度および持続時間が一過性徐脈の最下点レベルおよび持続時間にそのまま反映されるため，徐脈の程度および持続時間はさまざまである．

②変動一過性徐脈の一例（妊娠38週1日）．
3回の変動一過性徐脈（赤矢印）を認めるが，いずれも子宮収縮と明らかな関連はなく，かつ最下点および持続時間ともにさまざまである．

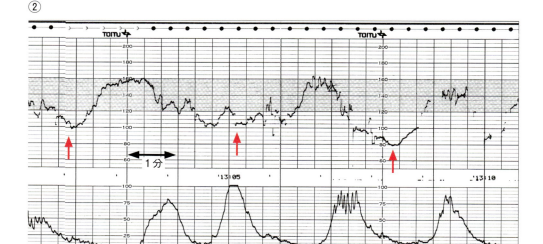

図 2-7　変動一過性徐脈

3）変動一過性徐脈

定義

　15bpm以上の心拍数減少が急速に起こり，その開始から元に戻るまで15秒以上2分未満を要するものをいう．子宮収縮に伴って出現する場合は，その発現は一定の形をとらず，下降度，持続時間は子宮収縮ごとに変動する（図2-7）．

発生機序

　主として臍帯圧迫によると考えられている．すなわち，臍静脈が圧迫されると静脈還流量が減少して化学受容体が刺激されて頻脈を呈するが，さらに圧迫が臍動脈に及んだ場合には，直接後負荷の上昇が生じることによって血圧上昇をきたす．この血圧上昇により圧受容体が刺激を受け，迷走神経を介して心拍数の低下をきたすと考えられている[11]．臍帯血流の減少は血液生化学所見の変化と異なり，発生した時点で静脈還流量の減少および心拍出量の減少をきたすために，血流障害と徐脈の発生には時間的なずれはほとんどなく，かつ血流障害の程度および持続時間が一過性徐脈の最下点レベルおよび持続時間にそのまま反映されると考えられる．臍帯圧迫が長時間にわたるか頻回の場合には，低酸素血症あるいはアシドーシスを招来し，さらに心筋抑制による心拍数低下を併発する．注）子宮収縮が不明の場合は，早発一過性徐脈，遅発一過性徐脈，変動一過性徐脈の区別はつけない．

4）遷延一過性徐脈

定義

　心拍数の減少が15bpm以上で，開始から元に戻るまでの時間が2分以上10分未満の徐脈をいう．

発生機序

　定義上，子宮収縮との関連にかかわらず，徐脈の持続時間が2分以上（10分未満）とされている．その概念は，発生機序を問わず2分を超える徐脈によって中枢神経系への血液供給が減ずる可能性があることに拠る．

2 意義

　一過性徐脈に関する分類は元来，Hon[12]によってヒト胎児心拍数と児の予後との関連から提唱され，動物実験などの報告を経て，各波形の発生機序および低酸素・酸血症との関連が見出されるに至った．Honは，一過性徐脈が同一の反復する（uniform）形状と，形状が一定していない（variable）の二種類に分類されることを見出した．前者のなかで，最下点が子宮収縮の最強点と一致するものを早発一過性徐脈（early deceleration），心拍数低下の開始点が子宮収縮の開始点より遅れ，かつ，心拍数の最下点が子宮収縮の最強点より遅れるものを遅発一過性徐脈（late deceleration）と称し，遅発一過性徐脈を発現する胎児の予後が不良であることを報告した．

3 胎児心拍数陣痛図による分娩中の胎児健常性および低酸素・酸血症の診断

本項では，胎児心拍数陣痛図に基づく胎児健常性および低酸素・酸血症の診断の実際を，事例を通して解説します．

　日本産科婦人科学会によれば，子宮内において胎児の呼吸・循環機能が障害された状態を胎児機能不全と定義している．これまで述べてきたように，陣痛時の胎児循環の病的偏位，特に胎児心拍数パターンの変化と，胎児低酸素状態あるいは胎児酸血症（アシドーシス）の存在との間には強い関連がみられることから，胎児心拍数陣痛図（以下，CTG）に基づく胎児機能不全の診断と胎児低酸素・酸血症はほぼ同義的にとらえられている．

　分娩中の胎児機能不全の診断は，主として心拍数基線細変動の程度，ならびに一過性徐脈の出現の有無とそのパターン分類によってなされる．ここでは，本邦における産科管理の標準的ガイドラインとして用いられている産婦人科診療ガイドライン産科編2017[9]（以下，ガイドライン2017）および日本産科婦人科学会周産期委員会が推奨する管理指針[13]（以下，日産婦管理指針）における記載を参考に，これまで述べてきた胎児心拍数の制御機構との関連から，留意すべきポイントについて解説する．

　なお，本項で提示するCTGは，公益財団法人 日本医療機能評価機構 胎児心拍数モニターに関するワーキンググループがまとめた「産科医療補償制度 脳性麻痺事例の胎児心拍数陣痛図 波形パターンの判読と注意点」の報告事例より抜粋・一部改変しており，すべて脳性麻痺の転帰をとった事例の所見となる．しかし，後述のとおり，パターンによっては，予後良好の分娩経過においても脳性麻痺に至った事例と類似した所見が観察される場合があることに留意されたい．

胎児の健常性が良好である所見

　分娩中に胎児の健常性が良好であることを"積極的に"判断できる基準は提唱されていない．米国国立小児保健・人間発達研究所（National Institute of Child Health and Human Development：以下，米国NICHD）は，分娩中の胎児心拍数モニタリングを分娩前のNon-stress test（NST）と同様に位置づけた視点から，「心拍数基線，基線細変動が正常であり，一過性頻脈があり，一過性徐脈がないとき，胎児健常性は良好である」と述べており，ガイドライン2017（CQ411：胎児心拍数陣痛図の評価法とその対応は？）[14]でもこの判断を踏襲している[13,15]．換言すれば，「分娩中では，一過性頻脈が認められても，他の心拍数基線の異常，基線細変動の異常あるいは一過性徐脈の出現が見られる際には必ずしも胎児健常性は良好とはいえない」となる．

胎児低酸素・酸血症を疑う所見

① 胎児低酸素・酸血症を強く疑う所見

　胎児機能不全を疑う所見が出現している場合には，常に胎児低酸素・酸血症の状態を疑う必要がある．米国NICHD指針およびガイドライン2017によれば，明らかに胎児健常性が障害されている所見として，以下の4つをあげている．
・基線細変動の消失を伴った，繰り返す遅発一過性徐脈
・基線細変動の消失を伴った，繰り返す変動一過性徐脈
・基線細変動の消失を伴った，遷延一過性徐脈
・基線細変動の減少または消失を伴った高度徐脈

　前述のとおり，これらはいずれも「遅発一過性徐脈」「変動一過性徐脈」「遷延一過性徐脈」の単独であっても胎児低酸素状態を疑う所見であるが，さらに「基線細変動の減少・消失」を伴っていることは，胎児が低酸素・酸血症の状態に陥っていることを強く示唆する所見といえる．

② 胎児低酸素状態あるいは酸血症の可能性がある所見

　実際の臨床現場では，①のように明らかな基線細変動の変化を伴った一過性徐脈あるいは徐脈を呈する例は多くなく，個々の所見の出現頻度や他の臨床経過を勘案しながら判断を迫られることも少なくない．①にあげた所見以外で，実際に遭遇する機会も少なくないおもな胎児心拍数パターンと，その対応にあたっての考え方を記す[5,6]（図2-8 〜 2-12）．

図2-8 〜図2-12はすべて「公益財団法人　日本医療機能評価機構　胎児心拍数モニターに関するワーキンググループ：産科医療補償制度　脳性麻痺事例の胎児心拍数陣痛図−波形パターンの判読と注意点．1. 脳性麻痺発症の主たる原因別事例編 2014年1月」（以下，「産科医療補償制度 脳性麻痺事例の胎児心拍数陣痛図」とする）をもとに一部改変．

1）基線細変動が減少し，一過性徐脈なし

　基線細変動が減少していることから胎児酸血症の存在が疑われる．酸血症による神経活動抑制のために一過性徐脈を呈することができない可能性もある．細変動の変化に関して，分娩前のCTGとの比較が可能であれば補助診断となる．分娩前にすでに中枢神経系障害をきたした事例でも起こりえるが，判断は健常児と同様に行うべきである（図2-8）．

外来健診時（妊娠35週）

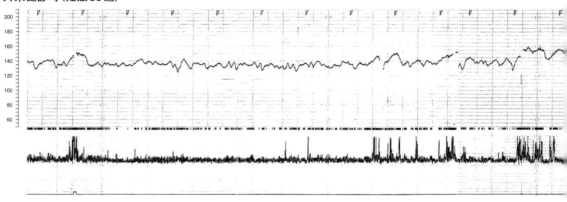

外来健診時（妊娠36週）

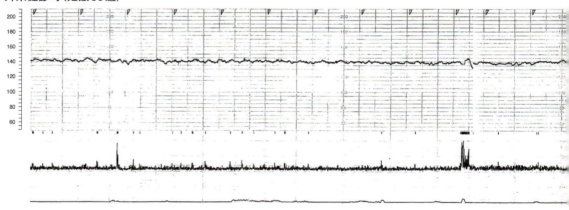

図 2-8　母児間輸血症候群の事例
（産科医療補償制度 脳性麻痺事例の胎児心拍数陣痛図, p.42：事例21 母児間輸血症候群1より）

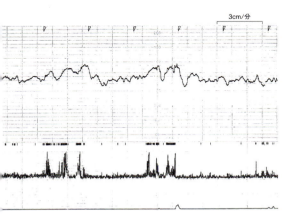

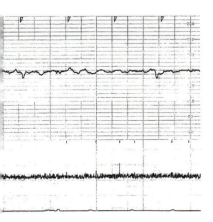

解説 ▶ 妊娠35週時の妊婦健診で記録された胎児心拍数陣痛図（**上段**）は，基線細変動は正常で，一過性頻脈が頻発（reactive pattern）しているのに対し，妊娠36週時（**下段**）では基線細変動が減少し，一過性頻脈が認められず，2つの時期のCTG所見は大きく異なっている．本事例は緊急帝王切開となり，高度新生児仮死および著明な貧血（新生児Hb値2g/dL）を認めた．

2）基線細変動は保たれ，遅発一過性徐脈が頻発

まだ酸血症に至っていない低酸素状態が存在すると考えられるが，子宮収縮による負荷のために今後，低酸素・酸血症に移行する可能性を考慮し，特に基線細変動の変化に注意して対応すべきである（図2-9）．

児娩出の4時間30分前

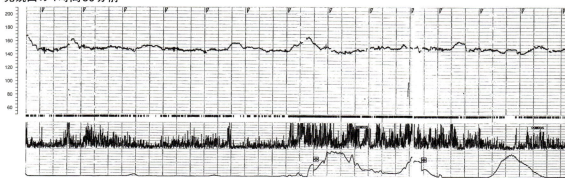

児娩出の4時間10分前

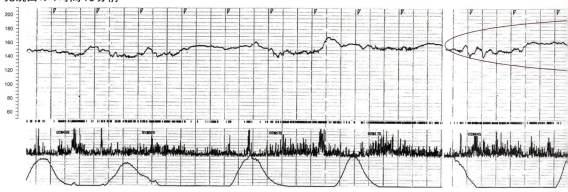

児娩出の3時間50分前

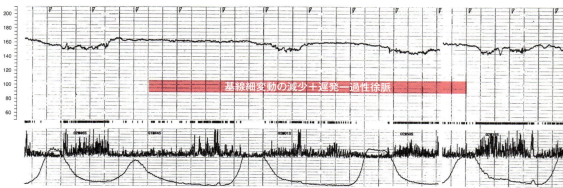

図2-9　常位胎盤早期剥離の事例①

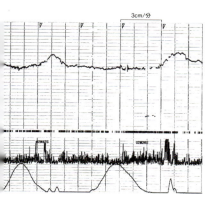

解 説 ▶ 妊娠38週時の陣痛発来後のCTGで，当初（**上段**）の基線細変動は正常で，一過性頻脈が頻発し，胎児の健常性は良好と判断される．時間経過につれて，基線細変動は保たれているものの，次第に頻脈および反復する遅発一過性徐脈が出現し（**中段**），さらにその後，基線細変動の減少を伴ってきている（**下段**）．本事例はその後，遷延一過性徐脈の出現および血性羊水の排出を認めたため緊急帝王切開となり，常位胎盤早期剥離と診断された．

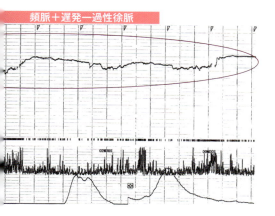

頻脈＋遅発一過性徐脈

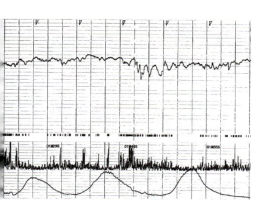

（産科医療補償制度 脳性麻痺事例の胎児心拍数陣痛図, pp.16-17：事例5 常位胎盤早期剥離5より）

3）基線細変動は保たれ，変動一過性徐脈が頻発

　臍帯圧迫等により，胎児胎盤血流障害が高頻度に生じていることが示唆される．臍帯下垂・脱出などの持続的な血流障害となり得る所見がないかを確認するとともに，血流障害によって酸血症を呈してくることが危惧されるため，基線細変動の変化に留意しながら対応する（図2-10）．

児娩出の3時間44分前

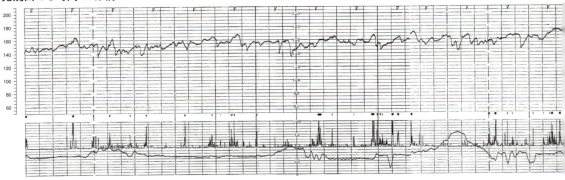

児娩出の1時間2分前

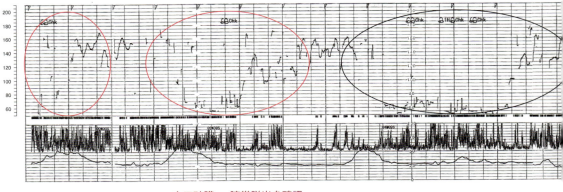

児娩出の38分前

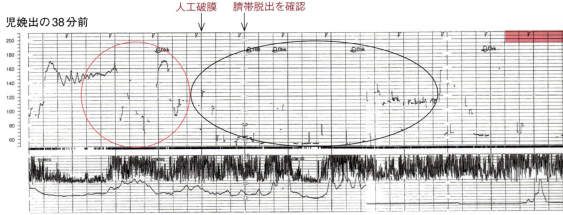

図2-10　臍帯下垂および臍帯脱出の事例

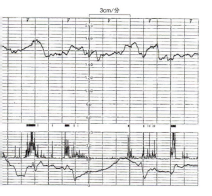

解説 ▶ 妊娠39週時の陣痛発来後のCTGで，当初（**上段**）の基線細変動は正常で，一過性頻脈が頻発し，胎児の健常性は良好と判断される．その後，一部に遷延一過性徐脈を混じる変動一過性徐脈の頻発を認めている（**中段**）．さらにその後，人工破膜時に臍帯脱出をきたした．遷延一過性徐脈および変動一過性徐脈の頻度が増し，さらに徐脈に移行している（**下段**）．本事例はその後，緊急帝王切開となり，児は高度新生児仮死の状態であった．

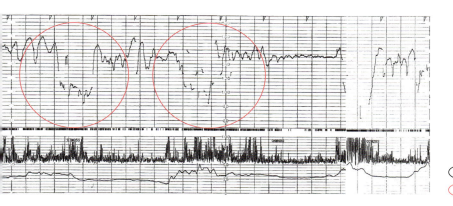

◯ 遷延一過性徐脈
◯ 変動一過性徐脈

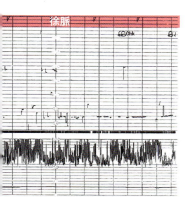

（産科医療補償制度 脳性麻痺事例の胎児心拍数陣痛図，p.29：事例13 臍帯脱出2より）

4）基線細変動は保たれ，遷延一過性徐脈が頻発

3）に比較して高度あるいは長時間の臍帯圧迫による臍帯血流障害をきたしていることが示唆される．徐脈そのものによる脳血流量の減少あるいは酸血症への移行（基線細変動の減少・消失）が危惧される所見と考えて対応する（図2-11）．

児娩出の約4時間前

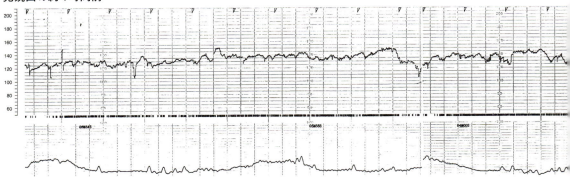

児娩出の1時間前

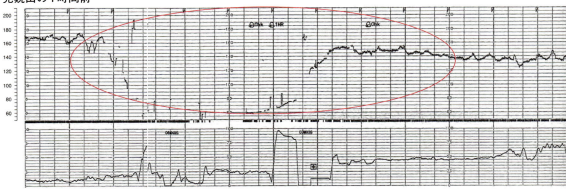

児娩出の38分前

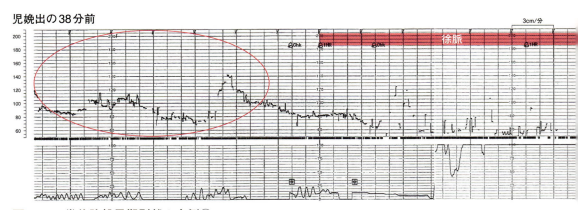

図2-11　常位胎盤早期剥離の事例②

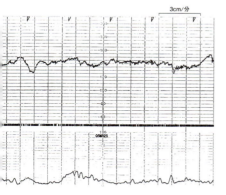

解説 ▶ 妊娠41週時の陣痛発来後のCTGで，当初（**上段**）の基線細変動は正常で，一過性頻脈が頻発し，胎児の健常性は良好と判断される．約3時間後より遷延一過性徐脈が頻発し（**中段**），続いて徐脈となっている（**下段**）．本事例は緊急帝王切開となり，常位胎盤早期剝離と診断された．

（産科医療補償制度 脳性麻痺事例の胎児心拍数陣痛図，pp.12-13：事例2 常位胎盤早期剝離2 より）

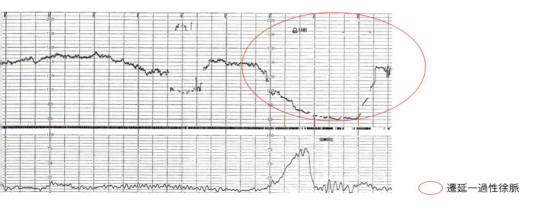

◯ 遷延一過性徐脈

5) 従来の心拍数パターン分類で分類不能

1) ～ 4) とはまったく異なり，通常経験することのないような"奇妙な"心拍数パターンがみられた場合，「正常な心拍数制御機構から逸脱している」と解釈し，そのことが中枢神経機能障害の表現型となっているような事例がある．まれな事象と考えられるものの，このような場合には経験豊富な医師あるいは高次医療機関における判読を考慮することも念頭におく（**図2-12**）．

妊娠35週（児娩出の5日前）

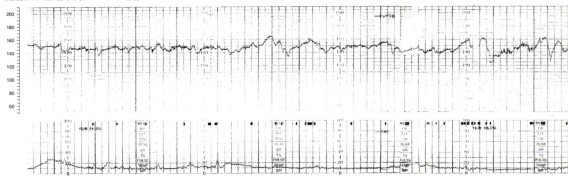

児娩出の3時間34分前

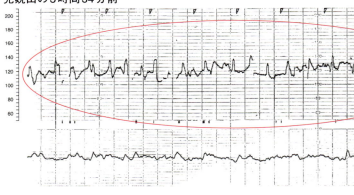

児娩出の2時間4分前

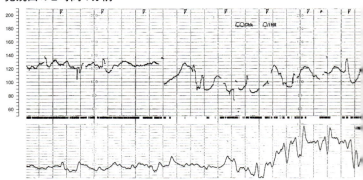

図2-12 常位胎盤早期剥離の事例③

第2章・胎児心拍数陣痛図(CTG)判読のポイントと変化予測

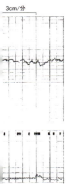

解説 ▶妊娠35週時の外来健診時のCTGでは，基線細変動は正常で一過性頻脈が頻発し，胎児の健常性は良好と判断される（**上段**）．その5日後に腹部緊満感を自覚し，来院時のCTG（**中段，下段**）では，周期的に三角状および鋭角な増減パターンが繰り返して認められている．これはチェックマークパターンとよばれ，胎児の酸血症の際にまれに認められるパターンである．本事例はその後，基線細変動の消失を生じて緊急帝王切開となり，常位胎盤早期剥離が確認された．

（産科医療補償制度 脳性麻痺事例の胎児心拍数陣痛図，pp.22-24：事例9 常位胎盤早期剥離9より）

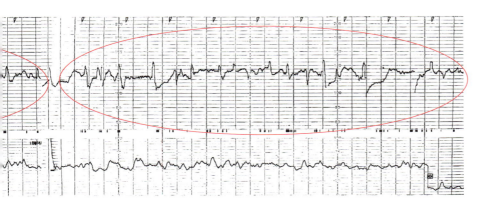

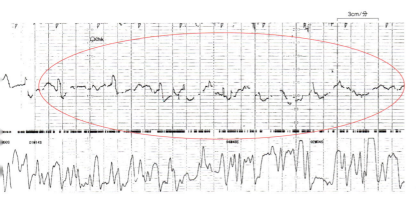

◯ チェックマークパターン

4 分娩時胎児管理の指針と胎児低酸素・酸血症

本項では，日本産科婦人科学会による「胎児心拍数波形の分類に基づく分娩時胎児管理の指針」における胎児心拍数パターン分類およびその分類に準じた対応について解説します．

日本産科婦人科学会による「胎児心拍数波形の分類に基づく分娩時胎児管理の指針」（以下，日産婦管理指針）は，前述した米国NICHD勧告に代表されるいわゆる「明らかに胎児健常性が損なわれている胎児心拍数所見」の有無，あるいは単に胎児機能不全か否かの二分類ではなく，胎児が低酸素・酸血症状態である可能性の高さを段階的に推量し対応する視点から，胎児心拍数パターンを5段階に分類している[13]（**表2-1**）．レベル3～5は胎児機能不全と診断し，それぞれのレベルに準じた対応を推奨しており（**表2-2**）[14]，従来の心拍数パターン判読と比較して下記のような特徴をもつ指針と位置づけられる．

- 各々のレベル分類と対応に関しては，エビデンスが乏しいなかでの推奨であることを考慮して幅をもたせてある．
- この対応は絶対的なものではなく，対応の決定に際しては妊産婦の背景ならびに施設の諸事情を考慮する．
- 対応と処置の実施内容については，該当表（**表2-1**）[13]を参考に各施設において具体的なルールを定めることが望ましく，医療機関の裁量に委ねる．

表2-1 胎児心拍数波形のレベル分類

波形レベル	用語
レベル1	正常波形
レベル2	亜正常波形
レベル3	異常波形（軽度）
レベル4	異常波形（中等度）
レベル5	異常波形（高度）

（岡井　崇，他：2010）[13]

表 2-2 胎児心拍数波形分類に基づく対応と処置（おもに 32 週以降症例に関して）

波形レベル	対応と処置 医師	対応と処置 助産師
1	A：経過観察	A：経過観察
2	A：経過観察　または B：監視の強化，保存的処置の施行及び原因検索	B：連続監視，医師に報告
3	B：監視の強化，保存的処置の施行及び原因検索　または C：保存的処置の施行及び原因検索，急速遂娩の準備	B：連続監視，医師に報告　または C：連続監視，医師の立ち会いを要請，急速遂娩の準備
4	C：保存的処置の施行及び原因検索，急速遂娩の準備　または D：急速遂娩の実行，新生児蘇生の準備	C：連続監視，医師の立ち会いを要請，急速遂娩の準備　または D：急速遂娩の実行，新生児蘇生の準備
5	D：急速遂娩の実行，新生児蘇生の準備	D：急速遂娩の実行，新生児蘇生の準備

基線細変動正常の場合

一過性徐脈		なし	早発	変動 軽度	変動 高度	遅発 軽度	遅発 高度	遷延 軽度	遷延 高度
心拍数基線	正常脈	1	2	2	3	3	3	3	4
	頻脈	2	2	3	3	3	4	3	4
	徐脈	3	3	3	4	4	4	4	4
	徐脈（<80）	4	4		4	4	4		

基線細変動減少の場合

一過性徐脈		なし	早発	変動 軽度	変動 高度	遅発 軽度	遅発 高度	遷延 軽度	遷延 高度
心拍数基線	正常脈	2	3	3	4	3*1	4	4	5
	頻脈	3	3	4	4	4	5	4	5
	徐脈	4	4	4	5	5	5	5	5
	徐脈（<80）	5	5		5	5	5		

基線細変動消失の場合*2

一過性徐脈	なし	早発	変動 軽度	変動 高度	遅発 軽度	遅発 高度	遷延 軽度	遷延 高度
心拍数基線にかかわらず	4	5	5	5	5	5	5	5

〈付記〉
一過性徐脈はそれぞれ軽度と高度に分類し，以下のものを高度，それ以外を軽度とする．
・変動一過性徐脈：最下点が70bpm 未満で持続時間が30秒以上，または最下点が70bpm 以上80bpm 未満で持続時間が60秒以上．
・遅発一過性徐脈：基線から最下点までの心拍数低下が15bpm 以上．
・遷延一過性徐脈：最下点が80bpm 未満．

*1：正常脈＋軽度遅発一過性徐脈：健常胎児においても比較的頻繁に認められるので「3」とする．ただし，背景に胎児発育不全や胎盤異常などがある場合は「4」とする．
*2：薬剤投与や胎児異常など特別な誘因がある場合は個別に判断する．心拍数基線が徐脈（高度を含む）の場合は一過性徐脈のない症例も「5」と判定する．

（日本産科婦人科学会，日本産婦人科医会 編集：産婦人科診療ガイドライン-産科編2017[14]）より許諾を得て掲載）

- 「基線細変動消失」の場合には，どのような一過性徐脈が出現してもそれのみで「レベル5」（異常波形高度）と判断する．
- 特にレベル5では，急速遂娩の実行と新生児蘇生の準備が求められていることに留意する．
- 分娩中の波形レベルが3ないし4であっても，その持続時間によっては胎児血酸素化不全状態が重篤化する可能性があるため，本所見が持続する場合には分娩進行速度や分娩進行度（子宮口開大ならびに児頭下降度）も考慮して対応を決定する．

　このように，日産婦管理指針は胎児機能不全の範疇にある個々の病態，偽陽性の可能性および病態の進行度，血液生化学所見からみた胎児低酸素・酸血症の有無とその重症度，ならびに施設間差などを包括した指針と位置づけられ，各表のレベル表記には前述した先行研究が無理なく包含されているといえよう．ただし，実際の臨床応用にあたっては，単に診断基準や表の「暗記」ではなく，レベル表記の根拠と所見出現の理由を理解しながら活用することが肝要である．

文献

1) Rudolph AM, et al : Fetal cardiovascular responses to stress. Semin Perinatol, 5 : 109-121, 1981.
2) Cohn HE, et al : Cardiovascular responses to hypoxemia and acidemia in fetal lambs. Am J Obstet Gynecol, 120(6) : 817-824, 1974.
3) Rizzo G, et al : Doppler echocardiographic assessment of atrioventricular velocity waveforms in normal and small-for-gestational-age fetuses. Br J Obstet Gynaecol, 95(1) : 65-69, 1988.
4) Rudolph AM, Heymann MA : The circulation of the fetus in utero. Methods for studying distribution of blood flow, cardiac output and organ blood flow. Circ Res, 21(2) : 163-184, 1967.
5) Kubli FW, et al : Observations on heart rate and pH in the human fetus during labor. Am J Obstet Gynecol, 104(8) : 1190-1206, 1969.
6) Ikenoue T, et al : Effect of acute hypoxemia and respiratory acidosis on the fetal heart rate in monkeys. Am J Obstet Gynecol, 141(7) : 797-806, 1981.
7) Cetrulo CL, Schifrin BS : Fetal heart rate patterns preceding death in utero. Obstet Gynecol, 48(5) : 521-527, 1976.
8) Petrie RH, et al : The effect of drugs on fetal heart rate variability. Am J Obstet Gynecol, 130(3) : 294-299, 1978.
9) 日本産科婦人科学会，日本産婦人科医会 編集：産婦人科診療ガイドライン 産科編2017．日本産科婦人科学会，2017．
10) Martin CB : Pharmacological aspects of fetal heart rate regulation during hypoxia. Fetal heart rate monitoring(Künzel W, ed). Springer-Verlag, 1985.
11) Lee ST and Hon EH : Fetal hemodynamic response to umbilical cord compression. Obstet Gynecol, 22 : 553-562, 1963.
12) Hon EH : An atlas of fetal heart rate patterns. Harty Press, 1968.
13) 岡井　崇，他：周産期委員会 委員会提案 胎児心拍数波形の分類に基づく分娩時胎児管理の指針（2010年版）．日本産科婦人科学会雑誌，62(10)：2068-2073，2010．
14) 日本産科婦人科学会，日本産婦人科医会 編集：産婦人科診療ガイドライン-産科編2017．CQ411 胎児心拍数陣痛図の評価法とその対応は？　pp.284-286，日本産科婦人科学会，日本産婦人科医会，2017．
15) National Institute of Child Health and Human Developmental Research Planning Workshop : Electronic fetal heart rate monitoring : Research guidelines for interpretation. Am J Obstet Gynecol, 177(6) : 1385-1390, 1997.

第3章

「産科医療補償制度 再発防止に関する報告書」の事例から学ぶ助産リスクマネジメント

産科医療補償制度 再発防止委員会は，毎年度末に「産科医療補償制度　再発防止に関する報告書」を公表しています．
本章では，報告書の「テーマに沿った分析」で取り上げられたテーマから，助産師にとって教訓となるテーマを抽出し，報告書で用いられた事例を通して解説します．

産科医療補償制度
再発防止に関する報告書について

　産科医療補償制度を構成する委員会のひとつである再発防止委員会では，複数の事例分析を体系的に整理・蓄積し，再発防止に関して審議している．この委員会の目的は，再発防止に関する報告書を取りまとめ，国民や分娩機関，関係学会・団体，行政機関などに提供することによって，同様の事例の再発防止および産科医療の質の向上を図ることである．

　再発防止委員会では，おもに以下の2つの分析を行っている．1つは「数量的・疫学的分析」であり，個々の事例における情報を体系的に整理・蓄積し，分析対象事例の概略を示し，蓄積された事例から新たな知見などを見出すものである．もう1つは「テーマに沿った分析」であり，蓄積された事例から見えてきた知見などを中心に，より深い分析が必要な事例についてテーマを選定し，そのテーマに沿って分析することで再発防止策などを示すものである（詳細は第1章を参照されたい）．

　再発防止委員会での分析結果は，毎年度末に「産科医療補償制度　再発防止に関する報告書」（以下，「報告書」）にまとめられる．年々事例が積み重なり，常に新たな視点での分析が行われている．

　本章では，特に上記の「テーマに沿った分析」で取り上げられたテーマから，助産師にとって教訓となるテーマを抽出し，報告書で用いられた事例を提示しながら詳しく解説していく．

　なお，報告書は2011年より発行されており，毎回，発行当時の最新のガイドラインなどをもとに解説や提言が示されている．しかしながら，産科医療補償制度が開始されてから9年が経過し，周産期医療に関連するいくつかのガイドラインが改訂されているため，本章では最新のガイドラインの内容を反映させて解説を加えている．

　本項では，公益財団法人日本医療機能評価機構が公表している以下の報告書より事例を抜粋している．

- 第1回　産科医療補償制度　再発防止に関する報告書．2011年8月．
- 第2回　産科医療補償制度　再発防止に関する報告書．2012年5月．
- 第3回　産科医療補償制度　再発防止に関する報告書．2013年5月．
- 第4回　産科医療補償制度　再発防止に関する報告書．2014年4月．
- 第5回　産科医療補償制度　再発防止に関する報告書．2015年3月．
- 第6回　産科医療補償制度　再発防止に関する報告書．2016年3月．

1 分娩中の胎児心拍数聴取について

　「分娩中の胎児心拍数聴取について」は，第1回・第3回報告書で取り上げられている．

◼ 第1回報告書で指摘された問題点と再発防止策
・**問題点**：分娩監視装置による連続モニタリングの必要性の認識不足，間欠的胎児心拍数聴取の必要性の認識不足，分娩監視装置による連続モニタリングと間欠的胎児心拍数聴取の選択に関する認識不足が指摘された．
・**再発防止に向けた提言**：病院・診療所では「産婦人科診療ガイドライン－産科編2011」に，助産所では「助産所業務ガイドライン2009年改定版」に従って胎児心拍数聴取を行うことが提言された．

◼ 第3回報告書で指摘された問題点と再発防止策
・**問題点**：間欠的胎児心拍数聴取および一定時間の分娩監視装置の装着や連続モニタリングが必要な状況，正確な胎児心拍数聴取および陣痛計測，適正な胎児心拍数聴取の記録について指摘された．
・**再発防止に向けた提言**：間欠的胎児心拍数聴取の留意点，一定時間(20分以上)分娩監視装置を装着する状況，連続モニタリングを行う状況および胎児心拍数陣痛図を確認する間隔，分娩監視装置の装着方法，胎児心拍数聴取の記録について提言された．

　では，報告書で示されている実際の分析事例から気になる点を抽出し，助産師に求められる対応を考えてみよう．

事例 1-1

概要

　初産婦．診療所で妊婦健診を定期的に受診しており，妊娠経過は順調であった．妊娠39週に前期破水の診断で正午に入院した．入院時と午後6時50分から分娩監視装置による連続モニタリングが30分ずつ施行されており，異常は認められなかった．午後9時に38.5℃の発熱がみられ，抗生剤が投与された．午後9時，午後10時30分，午後11時からは15分毎にドップラで胎児心拍数が確認され，午後11時50分に子宮口が全開大となった．翌午前0時からもドップラで胎児心拍数が確認され，早発一過性徐脈，中等度変動一過性徐脈，遷延一過性徐脈が出現したと助産師が判断した．医師により吸引分娩とクリステレル胎児圧出法を3回併用し，児が出生した．午前0時8分から児が出生する午前0時38分まで，分娩監視装置が装着されているが記録不良であった．　　（第1回報告書，p.18）

考えてみよう

本事例の概要を読んで，気になる点を書き出してみましょう．

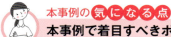

本事例で着目すべきポイントとしては，以下の点があげられるでしょう．

- 前期破水で入院後，38.5℃の発熱を認めているが，それ以降もドップラで胎児心拍数聴取が行われている．
- 子宮口全開大以降もドップラで胎児心拍数聴取が行われている．
- ドップラで胎児心拍数を聴取し，胎児心拍数に異常（徐脈）を認めている．
- 胎児娩出時には分娩監視装置が装着されているが，記録が不良である．

本事例において助産師に求められる望ましい対応について考えてみましょう．

- 母体発熱38.5℃を認めた時点で，速やかに連続モニタリングを行う．
  - ……「産婦人科診療ガイドライン－産科編2017」[1]（以下，ガイドライン2017）では，連続モニタリングが必要な状況として，「分娩時期を問わず，38℃以上の母体発熱中の場合（推奨レベルB[*1]）」[2]とされている．
- 分娩第2期では，間欠的胎児心拍数聴取ではなく連続モニタリングを行う．
  - ……ガイドライン2017[1]では，連続モニタリングが必要な状況として，「分娩第2期のすべての産婦（推奨レベルB）」[2]とされている．ガイドライン2017[1]には，「間欠的胎児心拍数聴取で（一過性）徐脈，頻脈を認めたときは，一定時間（20分以上）分娩監視装置を装着し，評価する（推奨レベルA）」[2]とされているが，本事例では一過性徐脈を認めた時にはすでに子宮口が全開大であることから，一定時間の分娩監視装置の装着ではなく，連続モニタリングが必要な状況と判断される．
- 分娩監視装置装着時は，胎児心拍数陣痛図に適切に記録されていることを確認する．
  - ……胎児心拍数陣痛図が正確に記録されない場合には，必ずその原因検索を行う．また，トランスデューサーの固定部位やベルトの強度を工夫するなどして，正確に記録できるように再装着する．

[*1]：「産婦人科診療ガイドライン－産科編2017」[1]では推奨レベルを以下の3段階で示している．
A：（実施すること等が）強く勧められる
B：（実施すること等が）勧められる
C：（実施すること等が）考慮される（考慮の対象となるが，必ずしも実施が勧められているわけではない）

事例 1-2

概要

　1回経産婦．前回の分娩は前置胎盤のため帝王切開を行ったが，今回の分娩は経腟分娩を希望していた．妊娠37週5日に性器出血，前駆陣痛のため入院し，入院から7時間30分後に陣痛が開始した．入院時には40分間分娩監視装置が装着され，胎児心拍数に異常は認めず，子宮収縮は不規則であった．それ以降はドップラにて間欠的に聴取され，12〜13拍/5秒で，異常は認められなかった．陣痛開始から7時間15分後に上腹部痛を訴え，胎児心拍数が80〜90拍/分へ下降した．助産師は妊産婦を分娩室に移動させ，酸素投与を開始した．ドップラで胎児の徐脈を確認した後，直ちに分娩監視装置を装着し，80拍/分の徐脈が続いたため，母体の体位変換を行いながら，記録を正確にとるために胎児心拍数の聴取部位を探した．直ちに分娩室に駆けつけた医師は，子宮口が全開大し，児頭の位置がSp＋1cmであることを確認し，人工破膜，中位鉗子分娩が施行され，経腟分娩により児が娩出された．羊水混濁はなく，臍帯巻絡が頸部に1回，体幹に3回（当該分娩機関への追加質問によると，頸部に1回，体幹に2回半）みられた．胎盤が娩出された際に凝血が同時に多量に排出され，胎盤母体面の約3/4に凝血が固着していた．

（第3回報告書，p.167）

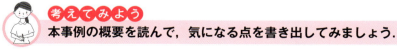

本事例の概要を読んで，気になる点を書き出してみましょう．

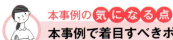
本事例で着目すべきポイントとしては，以下の点があげられるでしょう．

- 前回は帝王切開であり，帝王切開後経腟分娩試行（Trial of Labor After Cesarean Delivery；TOLAC）の産婦に，陣痛開始後もドップラで胎児心拍数を聴取している．
- 胎児心拍数に異常（徐脈）が認められても，ドップラで胎児心拍数を聴取している．
- TOLACの産婦に中位鉗子分娩が施行されている．

本事例において助産師に求められる望ましい対応について考えてみましょう．

・TOLACの場合には連続モニタリングを行う．
……ガイドライン2017[1)]には，連続モニタリングが必要な状況として，「分娩時期を問わずTOLACの場合は必要（推奨レベルA）[2)]」とされている．
・間欠的胎児心拍数聴取は行わない．
……前掲の事例1-1の解説で述べたとおり，ガイドライン2017[1)]では一定時間（20分以上）分娩監視装置を装着し，評価する状況として，「間欠的胎児心拍数聴取で（一過性）徐脈，頻脈を認めたとき（推奨レベルA）[2)]」をあげている．しかしながら，事例1-2はTOLACであるため，間欠的胎児心拍数聴取ではなく連続モニタリングを行わなければならない．
・TOLACの産婦に鉗子分娩（それも中位鉗子分娩）を実施することのリスクについて，産科医師に確認する．
……TOLAC中の産婦に鉗子分娩を実施することは禁忌とはされていない．しかし，ガイドライン2017[1)]では「TOLAC中に胎児心拍数異常が出現した場合，特に陣痛のたびに一過性徐脈を認める場合はより厳しく評価して子宮破裂を疑い，急速遂娩などを検討する」[3)]とされていることから，できるかぎり速やかな娩出方法の選択が望まれる．

助産師が理解しておくべきこと

　以下に，分娩中の胎児心拍数聴取について助産師が理解しておくべき事項を各種ガイドラインなどに照らし合わせて提示する．

■1 間欠的胎児心拍数聴取（ドップラによる胎児心拍聴取）にあたっての留意点

　「助産業務ガイドライン2014」[4)]では，助産師が間欠的に胎児心拍数を聴取（いわゆるドップラによる胎児心拍聴取）する際には，以下の点に留意するよう指摘している．
1）分娩監視装置による胎児心拍数モニタリングが難しい場合，間欠的胎児心拍数聴取の間

隔は，分娩第1期潜伏期は30分ごと，活動期は15分ごと，第2期は5分ごとあるいは子宮収縮のたびに聴取する[5]．

しかしながら，「助産業務ガイドライン2014」[4]発行後に改訂された「産婦人科診療ガイドライン－産科編2017」[1]では，「分娩第2期の産婦のすべてに連続モニタリングが必要（推奨レベルB）」[2]とされているので，最新の基準であるガイドライン2017[1]の基準に従うことが望ましいだろう．

2）聴取時間はいずれも子宮収縮直後に60秒間測定し，子宮収縮に対する胎児心拍数の変動について児の状態（well-being）を評価する．
3）分娩第1期（入院時を含む）には分娩監視装置を一定時間（20分以上）使用し，胎児心拍数パターンを確認することが望ましい．

間欠的胎児心拍数聴取において，聴取時間の留意点として指摘されている「子宮収縮直後に60秒間測定する」ことについては，助産師の積極的な対応を求めたい．間欠的胎児心拍数聴取における適切な観察として，子宮収縮直後60秒間の胎児心拍数測定が実施されたことを示す助産師の記録が少ないからである．

助産師が分娩監視装置での産婦の拘束感を軽減したいと考えるのであれば，助産師に求められている適切な間欠的胎児心拍数聴取の方法を遵守していただきたい．

2 一定時間（20分以上）分娩監視装置を装着し，評価する状況

ガイドライン2017[1]では，一定時間（20分以上）分娩監視装置を装着して，胎児の健常性や分娩進行を評価する状況を以下のように示している[2]．

・破水時（推奨レベルB）
・羊水混濁あるいは血性羊水を認めたとき（推奨レベルB）
・間欠的胎児心拍数聴取で（一過性）徐脈，頻脈を認めたとき（推奨レベルA）
・分娩が急速に進行したり，排尿・排便後など，胎児の位置の変化が予想される場合（間欠的胎児心拍聴取でもよい）（推奨レベルC）

3 連続モニタリングが必要な状況

ガイドライン2017[1]で示されている連続モニタリングが必要な状況は**表3-1**[2]のとおりである．

4 胎児心拍数モニタリングの評価（産婦の状況と間隔）

ガイドライン2017[1]では，産婦の状況に応じて分娩第1期や分娩第2期に，どの程度の間隔で胎児心拍数モニタリングにおける胎児の健常性の評価を行うべきかについて，**表3-2**[2]のように示している．なお，胎児心拍数陣痛図の判読に関しては，第2章を参照されたい．

表 3-1　連続モニタリングが必要な状況

「経過観察」*1 を満たしても，以下の場合は連続モニタリングを行う（トイレ歩行時など医師が必要と認めたときには一時的に分娩監視装置を外すことは可能）

1）分娩第 2 期のすべての産婦（B）
2）分娩時期を問わず，以下のような場合
 ・子宮収縮薬使用中（A）
 ・用量 41mL 以上のメトロイリンテル挿入中（B）
 ・用量 41mL 未満のメトロイリンテル挿入中であっても陣痛が発来した場合（C）
 ・無痛分娩中（B）
 ・38℃以上の母体発熱中（B）
 ・上記以外に産婦が突然強い子宮収縮や腹痛を訴えた場合（C）
3）分娩時期を問わず，以下のようなハイリスク妊娠の場合
（母体側要因）
 ・糖尿病合併（B）
 ・妊娠高血圧症候群（B）
 ・妊娠，分娩中の低酸素状態が原因と考えられる脳性麻痺児，IUFD*2 児出産既往（概ね 30 週以上）（B）
 ・子癇既往（B）
 ・子宮体部への手術歴（B）
 ・TOLAC（A）
（胎児側要因）
 ・胎位異常（B）
 ・推定児体重＜ 2,000 g（B）
 ・胎児発育不全（B）
 ・多胎妊娠（B）
 ・CMV（サイトメガロウイルス）感染胎児（C）
（胎盤，羊水，臍帯の異常）
 ・低置胎盤（B）
 ・羊水過多，羊水過少（C）
 ・臍帯卵膜付着が診断されている場合（C）
4）その他，ハイリスク妊娠と考えられる症例（コントロール不良の母体合併症等）（C）

*1：「経過観察」とは，「産婦人科診療ガイドライン－産科編 2017」1) の p.286・「表 3 胎児心拍数波形分類に基づく対応と処置（主に 32 週以降症例に関して）」による（本書 p.51・表 2-2 参照）．
*2：子宮内胎児死亡(IUFD：intrauterine fetal death)．

(A)〜(C)は推奨レベルを示す(p.58脚注参照)
（日本産科婦人科学会，日本産婦人科医会 編：産婦人科診療ガイドライン-産科編2017．pp. 278-282，2017[2)] より許諾を得て掲載）

5 胎児心拍数波形分類に基づく対応と処置

　ガイドライン2017[1)]では，胎児心拍数波形分類に基づく対応と処置について第2章の**表2-2**（p.51）[6)]のように示している．本波形レベル2の助産師の対応について，2014年版では「A：経過観察　または　B：連続監視，医師に報告する」であったが，ガイドライン2017[1)]では「B：連続監視，医師に報告する」[6)]となっている．ガイドライン2017[1)]に従えば，必然的に医師に報告する頻度が高まる．それぞれの分娩機関において，どのようなタイミングで医師に報告することが望ましいかについて，産科医師と助産師が事前に十分話し合っておくことが必要であろう．

表3-2 胎児心拍数モニタリングにおける胎児の健常性評価の間隔(分娩第1期・第2期)

状況	分娩第1期	分娩第2期
「経過観察」[*1]と判断された特にリスクのない,あるいはリスクが低いと判断される産婦	約30分間隔	約15分間隔
「監視の強化,保存的処置」[*1]と判断された産婦,ハイリスク産婦,子宮収縮薬使用中	約15分間隔	約5分間隔
「急速遂娩準備,急速遂娩の実行」[*1]と判断された産婦	連続的に波形を監視	

[*1]:本書p.51・表2-2参照.
(日本産科婦人科学会,日本産婦人科医会 編:産婦人科診療ガイドライン-産科編2017.pp.278-282, 2017[2])より許諾を得て掲載,一部改変)

6 分娩監視装置の装着方法

　分娩監視装置を用いて胎児心拍数や陣痛の連続モニタリングを行っていても,トランスデューサーが正しく装着されていなければ,胎児心拍数および陣痛を正確に計測することはできない.

　トランスデューサーが正しく装着されない原因としては,母体音を拾っていることや,母体音のダブルカウント,胎動や分娩進行に伴って胎児心拍数の聴取可能部位や子宮収縮の測定可能部位が変化すること,陣痛のゼロセットのタイミングが適切でないことなどが考えられる.

　胎児心拍数陣痛図が正確に記録されない場合には,必ずその原因検索を行い,トランスデューサーの固定部位やベルトの強度を工夫するなどして,正確に記録できるように再装着することが望ましい.

7 胎児心拍数聴取に関する記録

　胎児心拍数陣痛図は,以下の点に注意しながら正確に記録を残すように心がける.
1) 助産師が環境整備をする際には,毎回,分娩監視装置の時刻設定を確認し,胎児心拍数陣痛図に正確に時刻が記載できるようにする.診療録などに記載されている時刻と胎児心拍数陣痛図に記載されている時刻にずれがみられることが多い.
2) 分娩監視装置の紙送りの速度は3cm/分で設定する.1cm/分または2cm/分での記録は3cm/分の記録に比し,基線細変動の評価や早発・遅発・変動一過性徐脈の鑑別が難しくなる.
3) 間欠的胎児心拍数聴取を行った際の胎児心拍数や陣痛の状態などの所見は必ず記載し,正常から逸脱していないことを確認する.間欠的胎児心拍数聴取では,基線細変動や一過性徐脈の波形が判断できないことを理解したうえで,異常波形が疑われるときは速やかに分娩監視装置による連続モニタリングに切り替える.
4) 胎児心拍数陣痛図を判読した際は,必ず診療録等に記録する.
5) 胎児心拍数陣痛図は,診療録等と同様に適切に保管する.

2 子宮収縮薬の使用について

　「子宮収縮薬の使用について」は，第1回・第3回報告書で取り上げられている．

1 第1回報告書における提言
　子宮収縮薬の使用にあたって，「産婦人科診療ガイドライン－産科編2011」，「子宮収縮薬による陣痛誘発・陣痛促進に際しての留意点　改訂2011年版」（ともに日本産科婦人科学会，日本産婦人科医会 編）および添付文書の順守，使用に際しての用量・用法，監視方法，説明と同意について提言された．

2 第3回報告書における提言
　子宮収縮薬の使用，複数の子宮収縮薬の使用，子宮収縮薬使用中のその他の分娩誘発・促進処置の実施について提言された．

　では，報告書で示されている実際の分析事例から気になる点を抽出し，助産師に求められる対応を考えてみたい．

事例 2-1

概要

　妊娠39週6日朝，妊産婦は前期破水の診断により入院した．内診所見は子宮口1cm開大，展退40%，Sp－3cmであった．妊娠40週0日の朝の内診所見は，入院時と変わらず子宮収縮も不規則のままであった．同日午後，医師は翌日に分娩誘発することを決定した．妊娠40週1日午前9時20分5%ブドウ糖溶液500mLにアトニン-O5単位2Aを混入し，15mL/時間（5mIU/分）の速度で分娩誘発を開始した．午前11時医師の指示によりアトニン-Oを25mL/時間（8.33mIU/分）に増量した．午後0時50分，医師は内診で卵膜に触れ，高位破水と考え，メトロイリンテルを挿入した．午後3時30分腟内にメトロイリンテルが自然脱出しており，子宮口5cm開大，展退60～70%，Sp－2cmであった．午後4時55分アトニン-Oを35mL/時間（11.67mIU/分）に増量した．午後5時7分変動一過性徐脈が3回出現し，アトニン-Oを30mL/時間（10mIU/分）に減量した．アトニン-O投与中の連続した胎児心拍モニタリングは行われなかった．児は午前0時4分に出生した． （第1回報告書，p.37）

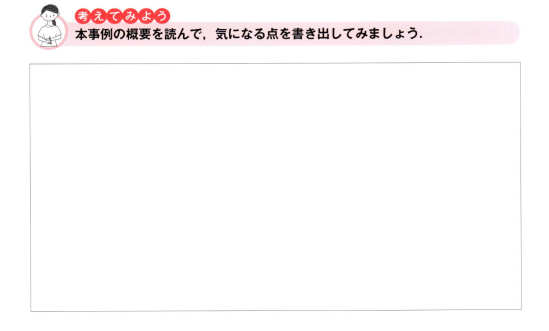

考えてみよう
本事例の概要を読んで，気になる点を書き出してみましょう．

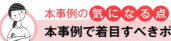
本事例で着目すべきポイントとしては，以下の点があげられるでしょう．

- 分娩誘発が，5％ブドウ糖溶液500mLにアトニン-O5単位2Aを混入し，15mL/時間（5mIU/分）の速度で開始されている．
- 子宮収縮薬投与中にメトロイリンテルを挿入している．
- 子宮収縮薬の投与量が，15mL/時間（5mIU/分）→25mL/時間（8.33mIU/分）→35mL/時間（11.67mIU/分）である．
- 子宮収縮薬投与中の胎児心拍数連続モニタリングが行われていない．

本事例において助産師に求められる望ましい対応について考えてみましょう．

・子宮収縮薬使用の指示について，投与開始前に開始時投与量を産科医師に確認する．
　……本事例では，5％ブドウ糖溶液500mLにオキシトシン10単位が溶解されているため，開始時投与量は3〜6mL/時間とすべきである．開始時投与量15mL/時間は基準以上である．

・すでに子宮収縮薬を投与している産婦にメトロイリンテルを挿入することの可否について，メトロイリンテルを挿入する前に産科医師に確認する．
　……ガイドライン2017[1]には，メトロイリンテルと子宮収縮薬との併用について，「メトロイリンテル挿入時から1時間以上分娩監視装置による観察を行った後に必要時子宮収縮薬を開始する（推奨レベルB）」[7]とされている．したがって，子宮収縮薬の使用を開始してからメトロイリンテルを挿入してはならない．

・子宮収縮薬を増量する前に，増量方法について産科医師に確認する．
　……本事例では，5％ブドウ糖溶液500mLにオキシトシン10単位が溶解されているため，適切な増量方法は，30分以上の時間を経てから3〜6mL/時間の増量である．

・子宮収縮薬投与中の産婦に胎児心拍数連続モニタリングを行い，胎児の健常性を評価する．
　……ガイドライン2017[1]には，子宮収縮薬投与中にルーチンに行うべきこととして，「分娩監視装置を連続装着して，胎児心拍数陣痛図として記録する（推奨レベルA）」[8]とされている．本事例では子宮収縮薬投与中に一過性徐脈が認められているため，継続的に児の状態（well-being）を評価しなければならない．

事例 2-2

概要

2回経産婦．妊娠38週2日に破水のため入院となった．入院時の子宮口は，わずかに開大している程度であり，入院後，メトロイリンテルが挿入され，その15分後にオキシトシンによる陣痛促進が開始された．メトロイリンテル挿入から3時間52分後，メトロイリンテルが腟内に脱出し，それとともに羊水が流出した．羊水混濁はなかった．子宮頸管熟化薬（プラステロン硫酸エステルナトリウム水和物）の静脈注射が行われ，その25分後の陣痛発作時に胎児心拍数の低下がみられたため，オキシトシンの点滴量を90mL/時間から60mL/時間に減量した．それから10分後，側臥位になると多量の羊水の流出があり，再度，胎児心拍数の低下がみられたため，オキシトシンの点滴量をさらに減量し，その5分後には中止となった．ドップラで胎児心拍数が聴取不可となり，経腟超音波断層法の結果，常位胎盤早期剥離と診断され，帝王切開決定後27分で3,068gの児を娩出した．胎盤の一部に凝血塊の付着を認め，羊水は血性であった．

（第3回報告書，p.112）

考えてみよう
本事例の概要を読んで，気になる点を書き出してみましょう．

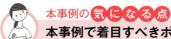 **本事例で着目すべきポイントとしては，以下の点があげられるでしょう．**

- メトロイリンテル挿入後15分で子宮収縮薬が投与されている．
- 子宮収縮薬投与中に子宮頸管熟化薬が投与されている．
- 胎児心拍数の低下がみられたためオキシトシンの点滴量を減量し，その後中止としているが，その際，ドップラで胎児心拍数を確認している．

 本事例において助産師に求められる望ましい対応について考えてみましょう．

- メトロイリンテル挿入後まだ1時間以上経過していないことを産科医師に伝える．
    - ……事例2-1の解説で述べたとおり，ガイドライン2017[1)]では，メトロイリンテルと子宮収縮薬との併用については，「メトロイリンテル挿入時から1時間以上分娩監視装置による観察を行った後に必要時子宮収縮薬を開始する（推奨レベルB）」[7)]とされている．したがって，メトロイリンテル挿入後15分での子宮収縮薬投与は早すぎるため，助産師はメトロイリンテル挿入と子宮収縮薬投与の併用方法について，子宮収縮薬投与前に産科医師に確認すべきである．
- 子宮収縮薬投与中の産婦に子宮頸管熟化薬（プラステロン硫酸エステルナトリウム水和物）を併用して投与することの可否について産科医師に確認する（または，投与してはいけないことを伝える）．
    - ……ガイドライン2017[1)]では，分娩誘発を目的とした頸管熟化・拡張法の注意点として，「子宮収縮薬投与中に吸湿性頸管拡張材による器械的頸管熟化処置やプラステロン硫酸ナトリウム投与を行わない（推奨レベルA）」[7)]とされている．
- 子宮収縮薬投与に際して分娩監視装置による連続モニタリングを開始する．
    - ……ガイドライン2017[1)]では，分娩監視装置による連続モニタリングについて，「子宮収縮薬使用中（推奨レベルA），用量41mL以上のメトロイリンテル挿入中（推奨レベルB），用量41mL未満のメトロイリンテル挿入中であっても陣痛が発来した場合（推奨レベルC）は，分娩時期を問わず必要である」[2)]としている．

助産師が理解しておくべきこと

以下に，子宮収縮薬の使用について助産師が理解しておくべき事項を各種ガイドラインなどに照らし合わせて提示する．

1 子宮収縮薬使用（陣痛誘発・陣痛促進）のための条件

「子宮収縮薬による陣痛誘発・陣痛促進に際しての留意点：改訂2011年版」[9)]では，子宮

収縮薬を使用する際の条件として以下の項目をあげている．

- 子宮収縮薬使用のためのインフォームド・コンセントが得られていること．
- 子宮収縮薬投与開始前から分娩監視装置が装着されていること．プロスタグランジンE_2（PGE_2）経口錠も同様とする．
- 子宮収縮薬静脈内投与時，精密持続点滴装置（輸液ポンプなど）が利用できること．
- 事前に頸管熟化について評価すること．頸管が極端に未熟な場合は，他の方法により頸管熟化を図った後に子宮収縮薬を使用する．ラミナリアあるいはプラステロン硫酸ナトリウム（マイリス®，レボスパ®，アイリストーマ®など）と子宮収縮薬同時併用は行わない．
- 母児の状態が比較的良好であり，子宮収縮薬使用中は母児の状態の適切なモニターが可能であること．
- オキシトシンあるいはプロスタグランジン$F_{2\alpha}$（$PGF_{2\alpha}$）を使用する場合は，PGE_2最終投与時点から1時間以上経ていること．
- PGE_2を使用する場合は，オキシトシンあるいは$PGF_{2\alpha}$最終投与時点から1時間以上経ていること．
- メトロイリンテル挿入時点から1時間以上経ていること．

　上記の内容を受け，助産師は以下の点に留意する．
　子宮収縮薬の使用に関して産婦や家族への説明と同意（インフォームド・コンセント，IC）が行われていることを必ず確認し，助産録などにもICの状況（誰が立ち会ったか，どのような説明内容であったか，産婦や家族は説明内容に納得した様子だったかなど）について記録を残しておく必要である．
　また，経口錠も含め子宮収縮薬を使用する際には，投与前から必ず分娩監視装置を装着する．さらに，子宮収縮薬の静脈内投与は投与量の微量調節が求められるため，日頃より精密持続点滴装置（輸液ポンプなど）の扱いに習熟し，子宮収縮薬の使用時には必ず精密持続点滴装置を使用する．

2 子宮収縮薬使用の禁忌

　ガイドライン2017[1)]では，子宮収縮薬使用の禁忌について**表3-3**[10)]のように示している．助産師は，子宮収縮薬使用の準備にあたって，投与前に必ず禁忌項目に該当するものはないかを確認することが望まれる．

3 子宮収縮薬の使用法

　ガイドライン2017[1)]では，子宮収縮薬の使用法（開始投与量，維持量，最大投与量，増量間隔など）について**表3-4**[10)]のように規定している．
　助産師は，最大投与量以上に投与しても効果は期待できないことを理解し，それ以上の投与は絶対に行ってはならない．また，子宮収縮薬の使用にあたっては，必ず投与前に分娩監視装置を装着し，その後は連続モニタリングとする．

表 3-3　子宮収縮薬使用の禁忌

■三薬剤（オキシトシン，PGF$_{2\alpha}$，PGE$_2$）共通
1) 当該薬剤に過敏症
2) 帝王切開既往 2 回以上
3) 子宮体部に切開を加えた帝王切開既往（古典的帝王切開，T 字切開，底部切開など）
4) 子宮筋全層もしくはそれに近い子宮切開（子宮鏡下筋腫核出術含む）
5) 他の子宮収縮薬との同時使用
6) プラステロン硫酸（マイリス®，レボスパ® 等）投与中または投与後で十分な時間が経過していない
7) メトロイリンテル挿入後 1 時間以内
8) 吸湿性頸管拡張材（ラミナリア等）との同時使用
9) 前置胎盤
10) 児頭骨盤不均衡が明らかな場合
11) 骨盤狭窄
12) 横位
13) 常位胎盤早期剥離（胎児生存時）
14) 過強陣痛

■オキシトシン
1) PGE$_2$ 最終投与から 1 時間以内
2) 重度胎児機能不全
3) 切迫子宮破裂

■PGF$_{2\alpha}$
1) 骨盤位等の胎位異常
2) 重度胎児機能不全
3) 帝王切開既往（単回も）・子宮切開既往
4) 気管支喘息・その既往
5) PGE$_2$ 最終投与から 1 時間以内

■PGE$_2$
1) 骨盤位等の胎位異常
2) 常位胎盤早期剥離（胎児死亡時でも）
3) 胎児機能不全
4) 帝王切開既往（単回も）・子宮切開既往
5) 子宮収縮薬静注終了後 1 時間以内

（日本産科婦人科学会，日本産婦人科医会　編：産婦人科診療ガイドライン-産科編2017. pp. 304-308, 2017[10] より許諾を得て掲載）

4 子宮収縮薬投与中の観察

　子宮収縮薬の添付文書には，子宮収縮薬の有害事象として高血圧と子宮破裂の可能性が指摘されている．これら有害事象の早期発見や胎児の健常性の評価のために，子宮収縮薬投与中は，ガイドライン2017[8]で示されている以下の観察を怠らない．

- 子宮収縮薬投与中は，母体のバイタルサイン（血圧と脈拍数）を 2 時間ごとにチェックする．
- 必ず分娩監視装置を連続装着して，胎児心拍数陣痛図として記録する．
- 分娩第 1 期は約 15 分間隔，第 2 期は約 5 分間隔で胎児心拍数陣痛図を評価する．
- 子宮頻収縮（tachysystole：子宮収縮回数＞5回/10分）や胎児機能不全（レベル 3 ～ 5 の胎児心拍数波形の出現）に注意し，これらの出現があれば過強陣痛等の異常を疑って速やかに医師に報告し，子宮収縮薬の減量・中止を検討する．

表 3-4　子宮収縮薬の使用法

■オキシトシンの使用法
5 単位を 5% 糖液，リンゲル液あるいは生理食塩水 500mL に溶解する（10 ミリ単位 /mL）

	開始時投与量	維持量	最大投与量
低用量法	1〜2 ミリ単位 /分 （6〜12mL/時間）	5〜15 ミリ単位 /分 （30〜90mL/時間）	20 ミリ単位 /分 （120mL/時間）

増量法：30 分以上経てから，時間あたりの輸液量を 6〜12mL（1〜2 ミリ単位 /分）増やす．

■$PGF_{2\alpha}$ の使用法
3,000μg を 5% 糖液，リンゲル液あるいは生理食塩水 500mL に溶解する（6μg/mL）

開始時投与量	維持量	最大投与量
1.5〜3.0μg/ 分 （15〜30mL/ 時間）	6〜15μg/ 分 （60〜150mL/ 時間）	25μg/ 分 （250mL/ 時間）

増量法：30 分以上経てから，時間あたりの輸液量を 15〜30mL（1.5〜3.0μg/ 分）増やす．

■PGE_2 錠の使用法

1 回 1 錠，次回服用には 1 時間以上あける．1 日最大で 6 錠まで

分娩監視装置は初回内服前に装着し，連続モニタリングを行う．
最終内服時点より 1 時間は分娩監視装置で子宮収縮の消長について観察する．

（日本産科婦人科学会，日本産婦人科医会 編：産婦人科診療ガイドライン-産科編2017．pp. 304-308，2017[10]
より許諾を得て掲載）

5 子宮収縮薬に関する説明と同意および記録

　子宮収縮薬を使用する際には，産婦および家族に対して，子宮収縮薬を使用する必要性（適応），手技・方法，予想される効果，おもな有害事象（過強陣痛，子宮破裂，胎児機能不全など）[9]，ならびに緊急時の対応などについて事前に説明し同意を得る．同意を得る際には文書での同意が望ましい．

　助産師は，産婦や家族への説明と同意が行われていることを必ず確認し，助産録などにその場の状況（誰が立ち会ったか，どのような説明内容であったか，産婦や家族は説明内容に納得した様子だったかなど）について記録を残しておく．

　文書で同意を得た場合には，当該文書を診療録に添付する．諸般の事情により文書での同意が得られず，口頭で同意を得た場合にはその旨を診療録に記載する．

6 助産師による子宮収縮薬投与中の管理

　産科医療の現場において，助産師は，産科医師より子宮収縮薬投与の指示を受け，精密持続点滴装置（輸液ポンプなど）を用いて子宮収縮薬の輸液管理を行うことが多い．その際は，医師の指示があっても，子宮収縮薬の使用法（開始投与量，維持量，最大投与量，増量間隔等）を確認し，適切な投与方法であることを助産師みずから判断するよう心がける．

　さらに，分娩監視装置による連続モニタリングを行い，過強陣痛の出現はないか，胎児の健常性は保たれているかなどを定期的に評価する．

　子宮収縮薬の使用に関する情報（開始投与量，維持量，最大投与量，増量間隔など），および胎児心拍数陣痛図の評価は，必ず診療録などへ記録する．

　また，胎児心拍数陣痛図に日時が正しく印刷されていることも確認する．

3 吸引分娩について

■ **第2回報告書における提言**

「吸引分娩について」は第2回報告書で取り上げられており，①吸引分娩施行の適切な判断と適切な方法，②吸引分娩施行中の分娩方法の見直し，③クリステレル胎児圧出法併用時の児の状態の悪化，④吸引分娩で出生した児の観察について提言された．

では，報告書で示されている実際の分析事例から気になる点を抽出し，助産師に求められる対応を考えてみたい．

事例 3-1

概要

初産婦．診療所で妊婦健診を定期的に受診しており，妊娠経過は順調であった．身長は158cm，体重は64.9kg（非妊娠時50.4kg）．妊娠40週に予定日超過のため分娩誘発目的に入院した．入院1日目，ラミナリアにより頸管拡張．2日目，オキシトシンを投与した分娩誘発を行ったが子宮口は3cmまでしか開大せず，夕方中止．3日目，再度オキシトシン点滴施行．子宮口全開大し，一過性徐脈が認められるため，クリステレル胎児圧出法を併用し吸引分娩を2回施行（看護記録には3-4回滑脱と記載あり）．吸引分娩開始から45分後，分娩に至らないため帝王切開術を決定．27分後に児を娩出し，出生体重は3,800g，アプガースコアは1分後3点，5分後4点であった．　　　　（第2回報告書，p.42）

考えてみよう
本事例の概要を読んで，気になる点を書き出してみましょう．

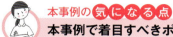
本事例で着目すべきポイントとしては，以下の点があげられるでしょう．

- 吸引分娩開始から45分後に帝王切開を決定し，児娩出は吸引分娩開始から72分後．
- 吸引分娩とクリステレル胎児圧出法（子宮底圧迫法）を併用している．

本事例において助産師に求められる望ましい対応について考えてみましょう．

- 吸引開始時刻や吸引回数について産科医師および分娩立ち合い者とともに確認し，牽引開始から20分が経過，あるいは総吸引回数が5回になった時点で産科医師に伝える．
  - ……ガイドライン2017[1)]には，「吸引分娩中に，総牽引時間が20分をこえたり，総牽引回数（滑脱回数も含める）が5回となっても児が娩出しない場合は，鉗子分娩あるいは帝王切開術を行う（推奨レベルB）」[11)]とされている．
- 助産師は，吸引分娩にクリステレル胎児圧出法（子宮底圧迫法）が併用される場合は，牽引のたびに児の状態（well-being）を評価する．
  - ……ガイドライン2017[1)]には，「子宮底圧迫法は有害事象の報告も多く，急速遂娩が必要な場合の補助的手段として実施する（推奨レベルA）」[12)]とされている．子宮底圧迫法は，子宮-胎盤循環を悪化させ，胎児への酸素供給が低下することがあるため，吸引分娩時に子宮底圧迫法が併用される際には，牽引のたびに児の状態（well-being）を評価する必要がある．

助産師が理解しておくべきこと

以下に，吸引分娩について助産師が理解しておくべき事項を各種ガイドラインなどに照らし合わせて提示する．

1 吸引・鉗子分娩の適応と要約，および施行時の注意事項

ガイドライン2017[1)]で示されている，吸引・鉗子分娩の適応と要約，および施行時の注意事項は**表3-5**[11)]のとおりである．

2 吸引分娩とクリステレル胎児圧出法（子宮底圧迫法）の併用について

ガイドライン2017[1)]では，クリステレル胎児圧出法（子宮底圧迫法）は「有害事象の報告も多く，急速遂娩が必要な場合の補助的手段として実施する」[12)]とされ，吸引・鉗子分娩の補助として併用されることがあるが，「子宮底圧迫法は子宮-胎盤循環を悪化させる可能性もあり，胎児への酸素供給が低下することがある」[12)]と示されている．

また，第4回報告書では，「クリステレル胎児圧出法（子宮底圧迫法）の実施中は，可能

表 3-5　吸引・鉗子分娩の適応と要約，および施行時の注意点

1) 吸引・鉗子手技は，急速遂娩以外には実施しない．（A）
2) 吸引・鉗子手技は原則としてその手技に習熟した医師本人，あるいは習熟した医師の指導下で医師が行う．（B）
3) 吸引・鉗子分娩は実施前に以下のいずれかの適応があることを確認する．（B）
   ・胎児機能不全（non reassuring fetal status）
   ・分娩第2期遷延や分娩第2期停止
   ・母体合併症（心疾患合併など）や母体疲労のため分娩第2期短縮が必要と判断された場合
4) 吸引手技を実施する場合は以下を満たしていることを確認する．
   ・妊娠34週以降（C）
   ・児頭骨盤不均衡の臨床所見がない（A）
   ・子宮口全開大かつ既破水（B）
   ・児頭が嵌入している（B）
5) 鉗子手技を実施する場合は以下を満たしていることを確認する．（B）
   ① 原則として出口部，低在（低位），低い中在（中位）において，かつ，矢状縫合が縦径に近い（母体前後径と児頭矢状径のなす角度が45度未満）．
   ② 回旋異常あるいは高い中在では，特に本手技に習熟した医師本人，あるいは習熟した医師の指導下での実施である．
6) 吸引・鉗子分娩中は，可能な限り胎児心拍数モニタリングを行う．（B）
7) 吸引分娩中に以下のいずれかになっても児が娩出しない場合は，鉗子分娩あるいは帝王切開術を行う．（B）
   ① 総牽引時間（吸引カップ初回装着時点から複数回の吸引手技終了までの時間）が20分を超える．
   ② 総牽引回数（滑脱回数も含める）が5回．
8) 吸引・鉗子牽引は，原則として陣痛発作時に行う．（B）
9) 吸引・鉗子手技によっても児を娩出できない場合，可及的速やかに緊急帝王切開を行う．（A）

（A）～（C）は推奨レベルを示す（p.58脚注参照）
（日本産科婦人科学会，日本産婦人科医会 編：産婦人科診療ガイドライン-産科編2017．pp. 259-263, 2017[11]）より許諾を得て掲載）

な限り分娩監視装置装着による連続的モニタリングを行い，陣痛の状態や胎児の健常性など母児の状態を常に評価し，1～2回試みても娩出されない場合は，経腟的に分娩が可能か否かを判断し，適宜分娩方法を見直すなど，漫然と実施しない」と提言されている．

3 吸引分娩時の助産師の行動

　助産師が医療行為である吸引分娩を実施することはない．しかしながら，吸引分娩時の分娩介助者や間接介助者，子宮底圧迫法を併用する際の実施者になることがある．したがって，医師が吸引分娩を実施する際には，胎児の健常性を確保するために，以下の点に配慮する必要がある．

- 吸引分娩開始直前の内診所見を医師に確認し，診療録に記載する．
- 吸引分娩時には，「総牽引時間20分以内・牽引回数5回以内ルール」を逸脱していないかを確認し，逸脱時には実施者である医師にその旨を伝える．
- 吸引分娩と子宮底圧迫法の併用は，胎児の健康状態の悪化など有害事象の報告も多いため，併用時に効果的でないと判断できる時は，言葉に出してその旨を産科医師に伝える．

4 新生児蘇生について

　「新生児蘇生について」は，第1回・第3回・第5回報告書において，「テーマに沿った分析」のテーマとして取り上げられている．

1 第1回報告書における提言
　分娩に携わるすべての産科医療関係者が，まずはバッグ・マスク換気と胸骨圧迫までは手順に従って実施できるよう，日本版新生児蘇生法（Neonatal Cardiopulmonary Resuscitation；NCPR）ガイドライン2010（2011年当時）に基づいて，新生児蘇生法の手順に従った実施，器具・機器等の整備，新生児の蘇生法アルゴリズムの周知，新生児蘇生法に関する講習会の受講等について提言がなされた．

2 第3回報告書における提言
　バッグ・マスク換気と胸骨圧迫，気管挿管，アドレナリン投与，新生児蘇生における児の評価，新生児蘇生法の継続的な学習などについて提言がなされた．

3 第5回報告書における提言
　分娩に携わるすべての産科医療関係者に対しては新生児蘇生法の手順の認識について，また，すべての分娩機関に対しては施設内での新生児蘇生体制について提言がなされた．

　では，報告書で示されている実際の分析事例から気になる点を抽出し，助産師に求められる対応を考えてみたい．

事例 4-1

概要

　診療所で妊婦健診を定期的に受診しており，妊娠経過は順調であった．妊娠39週に陣痛発来し入院した．子宮口全開大後に子宮収縮薬が投与され，吸引分娩が2回施行されたが分娩に至らなかった．その後，胎児機能不全の診断で緊急帝王切開となった．

　出生1分後のアプガースコアは3点で，産科医は帝王切開を中断して新生児の蘇生にあたりバッグ・マスク換気を施行した．出生21分後にNICUのある施設の小児科医が到着し，その施設に搬送となった．新生児は帽状腱膜下血腫と診断された．

（第1回報告書，p.27）

考えてみよう

本事例の概要を読んで，気になる点を書き出してみましょう．

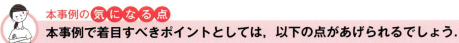

本事例で着目すべきポイントとしては，以下の点があげられるでしょう．

- 産科医が帝王切開を中断して新生児の蘇生にあたっている．
- 産科医以外に新生児蘇生法を実施できる医療関係者がいなかったか．

本事例において助産師に求められる望ましい対応について考えてみましょう．

- 産科医師が帝王切開術を中断しなくてもよいように，みずから新生児蘇生にあたる．
    - ……「JRC蘇生ガイドライン2015」[13]では，分娩にかかわるすべての産科医師・助産師・看護師が標準的な新生児蘇生法（NCPR）の理論と技術を習熟しておくことが重要とされている．本事例のように，緊急帝王切開中に医師が手術を中断して新生児蘇生にあたることは，母体の出血への対応や全身管理が不十分となるため適切とはいえない．
- 分娩に携わる助産師は，いつでも新生児蘇生が実施できるように「新生児蘇生法ガイドライン」に基づく定期的なトレーニングを実施し，最新の蘇生技術を習得しておく．
    - ……NCPR普及事業の最終目標は，「すべての周産期医療関係者が標準的な新生児蘇生法を体得して，すべての分娩に新生児の蘇生を開始することのできる要員が専任で立ち会うことのできる体制を実現する」ことである．全国各地で新生児蘇生法の実技講習会を実施しており，修了認定者が登録されている（修了認定は5年ごとの更新制）．

事例 4-2

概要

病院における事例．児の出生時在胎週数は39週，出生体重は3,270g台であった．臍帯動脈血ガス分析値はpH6.8台，BE-21mmol/L台であった．

出生時は全身蒼白で，自発呼吸と筋緊張はみられなかった．直ちに酸素投与とSpO₂モニタの装着が行われた．生後1分のアプガースコアは0点で，気管挿管が行われた．経皮的動脈血酸素飽和度の測定は不能であり，チューブ・バッグによる人工呼吸が行われた．

生後5分のアプガースコアは0点であった．生後13分，経皮的動脈血酸素飽和度82％であった．同時刻に，心臓の超音波断層法が行われ，児の心拍動が確認できなかったため，胸骨圧迫が開始された．　　（第5回報告書，p.132-133）

考えてみよう

本事例の概要を読んで，気になる点を書き出してみましょう．

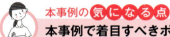 **本事例の気になる点**
本事例で着目すべきポイントとしては，以下の点があげられるでしょう．

- 生後1分のアプガースコアが0点で，気管挿管が行われている．
- SpO_2モニタの装着に不備があったためか，経皮的動脈血酸素飽和度の測定が不能である．生後13分の経皮的動脈血酸素飽和度82％も信憑性が低い．
- 生後5分のアプガースコアも0点であったが，胸骨圧迫が開始されたのは生後13分からである．

 助産師に求められる対応
本事例において助産師に求められる望ましい対応について考えてみましょう．

- 出生直後から蘇生初期処置を実施する．
　……JRC蘇生ガイドライン2015[13]の新生児蘇生法アルゴリズム（**図3-1**）に沿って，出生直後に①早産児，②弱い呼吸・啼泣，③筋緊張低下のいずれかに異常を認めた場合は，蘇生初期処置，すなわち保温，体位保持，気道開通（胎便除去を含む），皮膚乾燥と刺激を開始する．おおむね生後30秒で心拍数と呼吸を評価し，次のステップに進むかどうかを検討する．助産師は出生直後に速やかに蘇生初期処置を行い，心拍数と呼吸を確認し，生後60秒以内にバッグ・マスクによる人工呼吸を開始することが望ましい．バッグ・マスクによる人工呼吸は気管挿管よりも優先される．人工呼吸を行って30秒後に心拍数を確認し，換気が適切でない場合は気管挿管を検討する．
- SpO_2モニタに不備がないかを日常的に点検しておく．
　……人工呼吸に必要な物品（**表3-6**）を日頃からこまめに点検し，不足や破損，電源切れなどがないかを確認しておく．

表3-6　人工呼吸に必要な物品

①（オプション）ラリンジアルマスクエアウェイ LMA（サイズ1）
②蘇生用フェイスマスク
③流量膨張式バッグ（マノメーター付き）
④自己膨張式バッグ（閉鎖式酸素リザーバー付き）
⑤気管チューブ（内径2.5mm，3.0mm，3.5mm）とスタイレット
⑥呼気 CO_2 検出器
⑦栄養チューブ
⑧新生児喉頭鏡（直式ブレード／サイズ0，00）
⑨新生児用聴診器
⑩吸引カテーテル（6，8，10，12Fr）とバルブシリンジ

第3章●「産科医療補償制度 再発防止に関する報告書」の事例から学ぶ助産リスクマネジメント

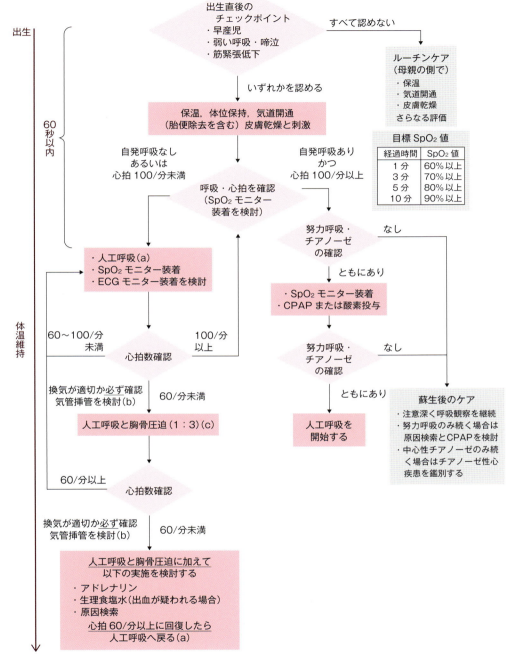

図 3-1　新生児蘇生法アルゴリズム
(日本蘇生協議会監修：JRC 蘇生ガイドライン 2015. p.247, 医学書院, 2016)[13]
(a)人工呼吸：新生児仮死では90%以上はバッグ・マスク換気だけで改善するので急いで挿管しなくてよい. はじめ空気で開始し皮膚色, または SpO_2 値の改善がなければ酸素を追加.
(b)適切に換気できていない場合は, 胸骨圧迫にステップを進める前に, 換気の確保・実施に専念する.
(c)人工呼吸と胸骨圧迫：1分間では人工呼吸30回と 胸骨圧迫90回となる.

・分娩に携わるすべての医療関係者（新生児科医師，産科医師，助産師，看護師等）は，新生児の換気が適切と判断され，かつ心拍60/分未満であれば，胸骨圧迫を開始する．
　……本事例では，胸骨圧迫が生後13分後に開始されているが，これでは遅い．JRC蘇生ガイドライン2015の新生児蘇生法アルゴリズム[13]に沿って人工呼吸を30秒行ってから，心拍と呼吸状態を評価する．心拍100/分以上で，自発呼吸が認められれば人工呼吸を中止する．心拍100/分以上で，自発呼吸または有効な換気を認めない場合や，心拍60/分以上100/分未満である場合は人工呼吸を継続する．新生児の換気が適切と判断され，かつ心拍60/分未満であれば，胸骨圧迫を開始する．新生児蘇生法アルゴリズム[13]を分娩室に掲示しておき，新生児蘇生を行う際は，チームメンバー間で常にアルゴリズムを確認しながら実施する．

助産師が理解しておくべきこと

　以下に，新生児蘇生について助産師が理解しておくべき内容を，各種ガイドラインなどに照らし合わせながら提示する．

1 新生児蘇生の手順の認識

1) 分娩に携わるすべての産科医療関係者（助産師・看護師を含む）は，日本周産期・新生児医学会の「新生児蘇生法講習会」を受講する．
2) 「新生児蘇生法アルゴリズム」[13]のポスターを分娩室に掲示する．
3) 日本周産期・新生児医学会の「新生児蘇生法講習会」受講後においても，以下のような継続的な学習法を活用してトレーニングを行うことにより，いつでも新生児蘇生が実施できるようにする．
・新生児蘇生法に関する講習会を院内で開催・受講する
・院内で，新生児仮死が生じた際のロールプレイ等のシミュレーションを実施する
・日本周産期・新生児医学会のe-ラーニングを活用する
・日本周産期・新生児医学会のフォローアップコースを受講する

2 施設内の新生児蘇生体制

1) すべての分娩機関において，出生前に重篤な新生児仮死が予測される場合や，出生後にバッグ・マスク換気および胸骨圧迫を実施しても状態が改善せず自施設での管理が困難な場合の対応（新生児搬送，応援の要請等）について，各施設においてあらかじめ検討しておく．なお，新生児蘇生は複数人で実施することが望まれる．
2) 必要な器具（保温に必要なもの，吸引器具，バッグ・マスク，SpO_2モニタなど）を常備する．
3) 重篤な仮死が出生直前まで予測できないこともまれではないため，必要な器具や酸素投与が常に使用可能な状態であるよう，日常的に整備・点検する．具体的には，口腔内吸引用チューブ，酸素，吸引器，新生児用経皮的血中酸素飽和度測定装置（パルスオキシメー

ター），新生児用呼吸循環監視装置（心電図モニター），臍帯動脈血液ガス分析機器，簡易血糖測定機器などである．

3 新生児蘇生処置

1) 新生児蘇生については，気管挿管や薬物投与など高度な技術を要する処置もあるが，新生児仮死はバッグ・マスク換気だけで90％以上が蘇生できることから，まずバッグ・マスク換気と胸骨圧迫までは，すべての産科医療関係者が「新生児蘇生法アルゴリズム」[13]に従って実施する．
2) 新生児蘇生を行った場合は，臍帯血ガス分析，生後10分のアプガースコアを採点し，低体温療法の適応[*2]も含め，新生児管理を検討する．血液ガス分析装置を保有していない場合においても，臍帯血を採取，氷冷保存し，搬送先の高次医療機関で測定を依頼する．

4 新生児蘇生時の診療録の記載

新生児蘇生が必要とされる状況では，救命救急処置が最優先されるため，その場においては診療録の記載が十分に行えないこともある．しかしながら，新生児蘇生を行った児に関しては，事後的にであってもその時の処置の内容や児の状態を具体的に診療録に記載することが求められる．記載が求められる項目は以下のとおりである．

- 新生児の状態（バイタルサイン，呼吸状態，アプガースコアなど）
- 行った処置とその時系列，処置開始時の児の状態
- 検査結果
- 新生児搬送までの経過（搬送依頼時刻，搬送時刻など）
- 蘇生時の状況（児娩出時の小児科医立ち会いの有無など）

[*2]：低体温の基準については新生児低体温療法登録事業事務局HP参照のこと．
http://www.babycooling.jp/data/lowbody/lowbody.html

5 常位胎盤早期剝離の保健指導

　常位胎盤早期剝離に関する内容は，第2回・第3回・第6回報告書で取り上げられている．そのうち，第3回と第6回のテーマは「常位胎盤早期剝離について」であるのに対し，第2回は「常位胎盤早期剝離の保健指導について」と，あえて「保健指導」にこだわった内容となっている．

■ **第2回報告書における公表事例とその分析**
　第2回報告書で公表された事例79件のうち，常位胎盤早期剝離を認めたのは20件であったが，そのうち妊産婦が自宅で腹痛や性器出血等の変調を認識した事例が14件，分娩中または入院中に症状を認めた事例が6件であった．妊産婦が自宅で変調を認識した14件のうち，妊産婦が変調を認識してから分娩機関に連絡するまで30分以上を要した事例は9件で，3時間以上を要している事例を複数件認めた．
　常位胎盤早期剝離は発症の予測が困難であるが，発症すると母子ともに急速に状態が悪化する．母子への影響を少なくするには医療者側の迅速な対応とともに，妊産婦ができるだけ早期に分娩機関を受診することが重要となるため，妊産婦への啓発を強化する意味で，第2回報告書では，「常位胎盤早期剝離の保健指導について」をテーマに分析が行われた．

　では，報告書で示されている実際の分析事例から気になる点を抽出し，助産師に求められる対応を考えてみたい．

事例 5-1

概要

1回経産婦．妊婦健診を定期的に受けていた．今回の妊娠経過では，貧血で治療を受けたが，その他の異常を認めなかった．妊娠34週3日の健診で軽度の子宮収縮を認め，子宮収縮抑制薬（リトドリン塩酸塩）を処方されて自宅で安静にしていた．妊娠35週1日に妊産婦は下腹痛で目が覚め，子宮収縮抑制薬を内服して様子をみていた．性器出血がみられ腹痛も増強したため診療所へ電話をした．妊産婦は直ちに来院するように指示されたので，自家用車で受診しようとしたが，強い腹痛のため移動困難となり救急車を要請した．

診療所へ到着したのは，下腹痛発症から7時間後，性器出血がみられてから3時間後であった．診療所で常位胎盤早期剥離と診断され，当該分娩機関へ母体搬送となった．緊急帝王切開により2,360gの児を娩出した．（第2回報告書, p.53）

考えてみよう

本事例の概要を読んで，気になる点を書き出してみましょう．

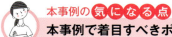

本事例で着目すべきポイントとしては，以下の点があげられるでしょう．

- 妊娠34週3日に子宮収縮抑制薬（リトドリン塩酸塩）を処方されて自宅で安静にしていたが，妊娠35週1日に下腹痛を自覚して目覚め，子宮収縮抑制薬を内服して様子をみていた．
- 診療所に到着するまでに，下腹痛を自覚してから7時間，性器出血がみられてから3時間を要している．

本事例において助産師に求められる望ましい対応について考えてみましょう．

・定期妊婦検診の際に妊産婦に対して，常位胎盤早期剝離の初期症状には腹痛や性器出血があること，これらは切迫早産の症状とよく似ていることを説明し，心配な場合は速やかに分娩機関に連絡するように保健指導を行う．

……ガイドライン2017[1)]には，「妊娠高血圧症候群，早剝既往，切迫早産（前期破水），外傷（交通事故など）は早剝危険因子なので注意する（推奨レベルB）」[14)]とされている．本事例では切迫早産で子宮収縮抑制薬（リトドリン塩酸塩）を処方されており，妊産婦は切迫早産の症状と思い子宮収縮抑制薬を内服したと考えられる．早産の時期で，腹痛の増強を認める際には速やかに分娩機関に連絡するように保健指導を行うことが望まれる．

・妊産婦に対して，常位胎盤早期剝離は発症すると母児ともに急速に状態が悪化するため早急な対応が必要であること，疑わしい症状がある時にはできるだけ早急に受診すべきであることを保健指導する．

……常位胎盤早期剝離の予防や早期発見に向けて，適切な時期や間隔で定期妊婦検診を受けることが大切であり，食生活を整えることや禁煙，冷え防止など，日常生活の自己管理についても保健指導を行うことが望ましい．

事例 5-2

概要

　1回経産婦．妊婦健診を定期的に受けていた．妊娠39週3日，自宅で多量の出血がみられ，20分後に当該分娩機関へ連絡し，連絡から35分後に受診した．妊産婦によると，4時間半ほど前からあった痛みを，その時は陣痛または下痢かと考え，トイレに行ってみたり横になってみたりし，「まだ電話するには早いか」などと考えながら時間が過ぎ，いよいよ我慢できなくなり，電話をしようと立ち上がったところ出血したとされている．

　入院時，胎児心拍数陣痛図では60拍/分の持続性徐脈が認められた．超音波断層法の所見等から常位胎盤早期剥離が疑われ，受診から42分後に帝王切開により3,170gの児を娩出した．　　　　　　　　　　（第2回報告書，p.53-54）

考えてみよう

本事例の概要を読んで，気になる点を書き出してみましょう．

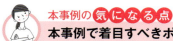 **本事例の気になる点**
本事例で着目すべきポイントとしては，以下の点があげられるでしょう．

- 妊産婦が自宅で多量の出血を認めてから20分後の電話連絡であり，自宅で下腹部痛を自覚してから電話連絡まで4時間半を要している．

 助産師に求められる対応
本事例において助産師に求められる望ましい対応について考えてみましょう．

- 定期妊婦健診時に妊産婦に対して，自宅で多量の出血を自覚した場合は，速やかに分娩機関に連絡するように保健指導を行う．

助産師が理解しておくべきこと

以下に，常位胎盤早期剥離について助産師が理解しておくべき内容を，各種ガイドラインなどに照らし合わせながら提示する．

■ 常位胎盤早期剥離の妊産婦への保健指導

1) 常位胎盤早期剥離は，発症すると母児ともに急速に状態が悪化する重篤な疾患であることを妊産婦が十分に理解できるように，わかりやすい保健指導を心がける．
2) 代表的な初期症状は腹痛と性器出血であるが，これらは切迫早産や分娩徴候と判別が難しいことがあるため，疑わしい時や判断に困る時は早急に分娩機関に連絡し受診するよう伝える．
3) 常位胎盤早期剥離の危険因子(妊娠高血圧症候群，常位胎盤早期剥離の既往，切迫早産，外傷)を予防するために，適切な時期や間隔で定期妊婦健診を受けるよう伝える．
4) 胎動の減少や消失，めまい，腰痛，便意の持続など，体調の変調時には速やかに連絡するよう伝える．
5) 保健指導を行う際に，再発防止委員会から出された妊産婦用のリーフレット「妊産婦の皆様へ　常位胎盤早期剥離ってなに？」(**図3-2**)[15]を活用する．

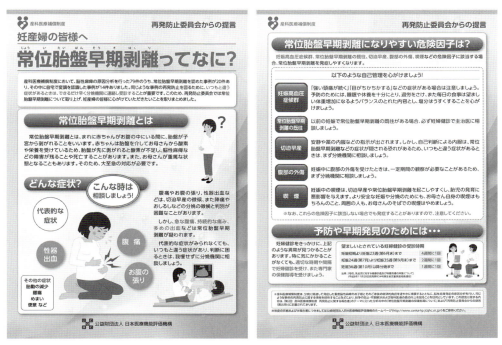

図 3-2 「妊産婦の皆様へ　常位胎盤早期剥離ってなに？」
（日本医療機能評価機構 産科医療補償制度 再発防止委員会作成リーフレット）[15]

6 生後5分まで新生児蘇生処置が不要であった事例について

「生後5分まで新生児蘇生処置が不要であった事例について」は，第6回報告書の「テーマに沿った分析」で取り上げられた．

■ 第6回報告書における提言

第6回報告書では，生後5分まで新生児蘇生処置が不要であった事例について，「B群溶血性レンサ球菌（GBS）管理」と「新生児管理」の2点から提言された．

特に，新生児管理については，「新生児管理全般」と「早期母子接触実施時の管理」「母子同室実施時の管理」「母子が退院する際の情報提供」という4つの視点からの提言がなされた．

では，報告書で示されている実際の分析事例から気になる点を抽出し，助産師に求められる対応を考えてみたい．

事例 6-1

　病院における事例．妊娠38週，妊産婦は陣痛発来で入院となった．胎児心拍数陣痛図は，胎児心拍数基線，基線細変動は正常で，一過性頻脈が認められ，子宮口全開大以後の分娩直前の約5分間に高度変動一過性徐脈が認められるのみで，特段の医療的処置を必要とせずに入院後1時間20分で経腟分娩により児を娩出した．

　児の出生時在胎週数は38週，出生体重は2,680g台であった．臍帯動脈血ガス分析値は，pH7.4台，BE-1mmol/L台であった．アプガースコアは，生後1分9点（呼吸2点，心拍2点，筋緊張2点，反射2点，皮膚色1点），生後5分10点であった．出生時の血糖値は28mg/dLで，生後15分に5%ブドウ糖液10mLが経口投与された．生後25分，全身色は良好で「カンガルーケア」*註が開始された．家族は同席していたが，医療スタッフの付き添いはなかった．生後45分，看護スタッフが確認し，児の全身色は良好であった．家族からみた経過によると，生後45分頃に助産師が部屋を通り過ぎたが直接児に触れて観察しておらず，薄暗い室内で児は帽子をかぶりブランケットをかけた状態であり児の状態はみえない位置であったとされている．

　生後55分，看護スタッフが妊産婦に呼び止められ，児を確認したところ全身チアノーゼで，心拍聴取できず心肺停止状態であった．酸素投与下のバッグ・マスクによる人工呼吸，胸骨圧迫での蘇生が開始された．当該分娩機関によると，生後55分，看護スタッフは児の観察時刻であったため訪室し，発見時の児の顔は横向きで，仰臥位の妊産婦の胸に抱かれていた．直ちに産婦人科医へ報告し，医師による蘇生開始とともに近隣の高次医療機関の小児科医へ応援要請をした．胸骨圧迫は生後1時間頃に中止したとされている．

　生後65分，心拍数80回/分で再開したが，自発呼吸はなかった．生後75分頃，応援の小児科医が到着し，気管挿管が行われた．生後90分，高次医療機関へ救急車で搬送となった．高次医療機関の診療録によると，応援の小児科医到着時は，心拍数60回/分台，全身チアノーゼ，筋緊張低下，あえぎ呼吸を認め，直ちに気管挿管したとされている．

　生後95分，高次医療機関へ入院となった．入院直後の血液ガス分析値（動脈血か静脈血かは不明）はpH7.0台，BE-22mmol/L台，血糖値120mg/dL台であった．人工呼吸器装着となり，頭部冷罨法が行われた．体温36.5℃，心拍数145回/分，血圧73/51mmHg，経皮的動脈血酸素飽和度98～100%であった．医師は，全身の集中治療管理が必要と判断し，近隣のNICUを有する高次医療機関への搬送を決定し再搬送となった．

NICUに入院となり，人工呼吸器管理が継続され，脳低温療法が開始された．頭部超音波断層法では，脳室狭小化や明らかな脳室内出血はなかった．生後6日，頭部CTでは，頭蓋内出血はなく脳浮腫は明らかではなかった．生後14日，頭部MRIでは，両側淡蒼球，被殻，海馬から海馬傍回，視放線にT1強調画像で高信号域があり，被殻後方部にT2強調画像で高信号域あり，同部位は拡散強調画像にて信号域の低下，ADC上昇あり，低酸素性虚血性脳症の所見と合致するとされた． （第6回報告書，p127）

*註：本事例は，「『早期母子接触』実施の留意点」[16)]公表前に児が出生した事例であり，「カンガルーケア」という用語を用いている．

考えてみよう　本事例の概要を読んで，気になる点を書き出してみましょう．

本事例の気になる点
本事例で着目すべきポイントとしては,以下の点があげられるでしょう.

本事例で着目すべきポイントとして,以下の点があげられる.

- 出生時の血糖値が28mg/dLで,生後15分に5%ブドウ糖液10mLが経口投与されている.
- カンガルーケア(早期母子接触)中に看護スタッフが母児を観察しているものの,家族は観察が不十分だったのではないかと感じている.
- 看護スタッフが妊産婦に呼び止められて児を確認したところ,全身チアノーゼの状態であった.

助産師に求められる対応
本事例において助産師に求められる望ましい対応について考えてみましょう.

- 出生直後に低血糖(40mg/dL未満)が疑われる児に対しては,早期母子接触の実施を慎重に検討する.
   …… 「『早期母子接触』実施の留意点」[16]では,早期母子接触の適応基準,および中止基準を以下のように定めている.なお,実施の際には,早期母子接触の効果と安全性を十分に吟味し,母子の最大の利益となるように実施方法を決定することが重要である.また,早期母子接触を実施しない選択肢も考慮すべきである.
   1)適応基準[16]
   　(1)母親の基準
   　　・本人が「早期母子接触」を実施する意思がある
   　　・バイタルサインが安定している
   　　・疲労困憊していない
   　　・医師,助産師が不適切と認めていない
   　(2)児の基準
   　　・胎児機能不全がなかった
   　　・新生児仮死がない(1分・5分 アプガースコアが8点以上)
   　　・正期産新生児
   　　・低出生体重児でない
   　　・医師,助産師,看護師が不適切と認めていない
   2)中止基準[16]
   　(1)母親の基準
   　　・傾眠傾向
   　　・医師,助産師が不適切と判断する

(2)児の基準
・呼吸障害（無呼吸，あえぎ呼吸を含む）がある
・SpO_2 90％未満となる
・ぐったりし活気に乏しい
・睡眠状態となる
・医師，助産師，看護師が不適切と判断する

・早期母子接触について妊産婦や家族の希望を確認し，児の健康状態を妊産婦や家族とともに観察し，その状態を妊産婦や家族にわかりやすく説明したうえで実施する．

……「『早期母子接触』実施の留意点」[16]では，早期母子接触の実施に際しては，母親とスタッフ間のコミュニケーションがスムーズに行われている必要があり，出産後の母子を孤立させない配慮が大切であるとされている．母親に新生児のケアを任せてしまうのではなく，助産師も新生児の観察を怠らないように心がけ，その都度，母親や家族に新生児の状態をわかりやすく説明する．

・新生児期の無呼吸や乳幼児突発性危急事態（Apparent Life Threatening Event；ALTE）などに関する知識を習得し，早期母子接触の実施にあたっては十分な観察を心がける．

……出生後早期の新生児は，胎内生活から胎外生活へ適応する段階であるため，呼吸・循環が不安定である．助産師は，頻回に観察するとともに，医療機器（SpO_2モニタ，心電図モニタ，呼吸モニタなど）を用いた観察などの併用についても検討し，十分な管理体制を整備する．

事例 6-2

概要

診療所における事例．1回経産婦．妊娠36週，腟分泌物培養検査が実施され，B群溶血性連鎖球菌（GBS）が（＋）であった．妊娠37週，38週，腟洗浄，クロラムフェニコール腟錠が投与された．妊娠39週，陣痛が開始し入院となった．その4時間21分後に経腟分娩で児が娩出された．（＊分娩中の抗菌薬投与なし．）

児の出生時在胎週数は39週，出生体重は3,330g台であった．臍帯血ガス分析未実施．アプガースコアは，生後1分，5分とも10点であった．生後5日，異常はなく，退院となった．

生後12日，授乳以降ぐったりし哺乳低下したため，生後13日，近隣の医療機関を受診した．体温38.9℃，心拍数230回/分以上，呼吸数60回/分以上，経皮的動脈血酸素飽和度96％であった．発熱，頻拍発作について精密検査を要するため，高次医療機関に搬送された．敗血症性ショックにて入院，呼吸状態不良のため気管挿管が行われた．髄液検査でグラム陽性双球菌を検出，細菌培養検査ではGBSが髄液で（3＋），静脈血で陽性であった．細菌性髄膜炎，心筋炎疑いと診断され，周産期母子医療センターへ転院となった．

生後1ヶ月の頭部MRIで，右頭頂正中に硬膜下と連続する多房状の嚢胞性病変が認められた．　　　　　　　　　　　　　　　（第6回報告書，p.123）．

考えてみよう
本事例の概要を読んで，気になる点を書き出してみましょう．

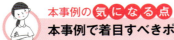
本事例の気になる点
本事例で着目すべきポイントとしては，以下の点があげられるでしょう．

- B群溶血性レンサ球菌（GBS）（＋）の産婦に，分娩経過中にペニシリン系薬剤の静脈投与が行われていない．
- 生後12日にぐったりして哺乳が低下し，生後13日に近隣の医療機関を受診した際には，体温38.9℃，心拍数230回/分以上，呼吸数60回/分以上，経皮的動脈血酸素飽和度96％であった．

助産師に求められる対応
本事例において助産師に求められる望ましい対応について考えてみましょう．

- 妊産婦が入院してきたら腟分泌物培養検査の結果を確認し，GBS陽性であれば分娩経過中のペニシリン系薬剤の静脈投与の指示を医師に確認する．
  - ……ガイドライン2017[1)]には，「B群溶血性レンサ球菌（GBS）（＋）の妊産婦の分娩経過中あるいは前期破水後，新生児の感染を予防するためにペニシリン系などの抗菌薬を点滴静注する（推奨レベルB）」[17)]とされている．本事例は生後12日で症状が認められているが，生後7日以降に発症する遅発型GBS感染症は髄膜炎の割合が高いことから，早発型よりも後遺症率が高いことが報告されている．
- 助産師は，分娩機関を退院する際には，母親に自身が新生児の観察者であることを伝え，新生児の体調の変調に気づいたら医療機関を受診するよう勧める．
  - ……異常なく分娩機関から退院となった新生児であっても，退院の際には妊産婦や家族に対し，医療機関に連絡・受診すべき新生児の異常徴候（発熱，呼吸異常，活気不良，哺乳力低下など）について情報提供を行うことを忘れない．

助産師が理解しておくべきこと

　以下に，生後5分まで新生児蘇生処置が不要であった事例について助産師が理解しておくべき内容を，各種ガイドラインなどに照らし合わせながら提示する．

❶ 助産師による早期母子接触の支援
1) 早期母子接触実施中は，医療関係者による母子の継続的な観察を行う．または，新生児へのSpO₂モニタ，心電図モニタ装着などの機器による観察と医療関係者による頻回な観察を行う．
2) 早期母子接触を行う際は，「『早期母子接触』実施の留意点」[16)]に従い，次の点に特に留意して実施する．

- 妊産婦・家族へ十分説明を行ったうえで，妊産婦・家族の早期母子接触実施の希望を確認する．
- 実施前に「『早期母子接触』実施の留意点」[16]の適応基準・中止基準に照らし，母子の状態が早期母子接触実施可能な状態であるか評価する．
- 児の顔を横に向け，鼻腔閉塞を起こさず呼吸が楽にできるようにする．

2 助産師による母児同室の支援

1）新生児期は胎内環境から胎外環境へ移行する不安定な時期であり，予期せぬ重篤な症状が出現する可能性があるため，母子同室の安全性を担保する方策，具体的には，医療関係者による観察，医療機器（SpO_2モニタ，心電図モニタ，呼吸モニタなど）による観察などについて，各施設において検討する．
2）母子同室実施時は母親も新生児の観察者となるため，母親に対し，児の体温，皮膚色，呼吸などの異常徴候について説明を行う．また，母親から児の異常徴候について訴えがあった場合は，医療関係者が児の状態の観察・確認を行い，母子同室実施の継続の可否を判断する．

3 妊産婦および医療者への啓蒙

再発防止委員会から出された妊産婦用および医療者用リーフレットを活用して（図3-3）[18]，新生児の観察は医療者だけでなく，妊産婦もその役割を担う必要があることを説明し，理解を得る．

【妊産婦用リーフレット】

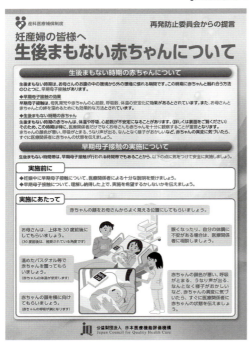
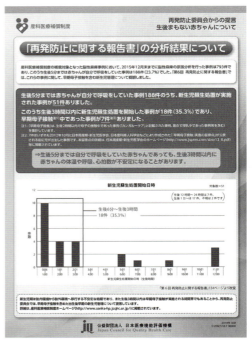

【医療者用リーフレット】

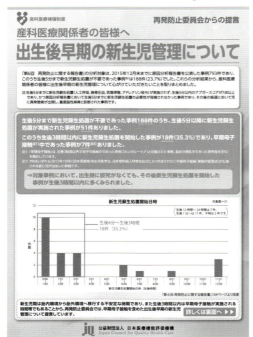
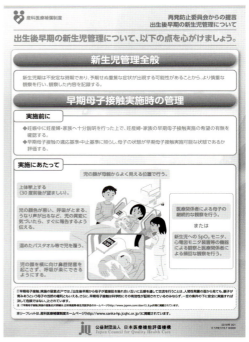

図 3-3 「妊産婦の皆様へ　生後まもない赤ちゃんについて」
　　　　「産科医療関係者の皆様へ　出生後早期の新生児管理について」
　　　　（日本医療機能評価機構 産科医療補償制度 再発防止委員会作成リーフレット）[18]

7 診療録等の記載について

「診療録等の記載について」は，第2回報告書の「テーマに沿った分析」で取り上げられた．第5回報告書からは「これまでに取り上げたテーマの分析対象事例の動向について」のなかで取り上げられている．

第6回報告書では，分析対象事例793件のうち，行った診療行為等の診療録等への記載に関して，原因分析報告書において産科医療の質の向上を図るための評価・提言がされた事例は376件であった．その概況を**表3-7**に示す．

助産師が理解しておくべきこと

以下に，診療録等の記載について助産師が理解しておくべき内容を報告書での提言をもとに提示する．

1 診療録等の記載事項について（第2回報告書より）
1) 「産科医療補償制度の原因分析・再発防止に係る診療録・助産録および検査データ等の記載事項」（p.11・**表1-5**参照）を参考に診療録を記載する．
2) 特に，異常出現時の母児の状態，および分娩誘発・促進の処置や急速遂娩施行の判断と根拠や内診所見，新生児の蘇生状況については詳細に記載する．
   ＊原因分析および再発防止が適正に行われるため，また医療安全の観点からも診療に関する情報が正しく十分に記載されることが重要である．一見して分娩経過がわかるように，分娩経過表（パルトグラム）に診療情報を記載するなど1カ所にすべての診療情報を記載する工夫も必要である．

2 これまでの報告書で指摘された内容（報告書をもとに村上が作成）
1) 来院指示や保健指導の記載について
・何らかの主訴をもって妊婦が臨時の受診をした際には，その主訴に対する評価や対処について診療録に記載する．

表 3-7 診療録等の記載に関して産科医療の質の向上を図るための評価・提言がされた項目

出生年			2009年		2010年		2011年		2012年		2013年	
分析対象数			289		217		168		102		17	
項目			件数	%	件数	%	件数	%	件数	%	件数	%
診療録等の記載に関する評価・提言がされた事例数			128	44.3	117	53.9	77	45.8	46	45.1	8	47.1
診療録の記載に関する項目	外来診療録	妊娠中の検査の結果	23	8.0	17	7.8	8	4.8	9	8.8	2	11.8
		来院指示や保健指導	9	3.1	5	2.3	4	2.4	2	2.0	0	0.0
		妊産婦に関する基本情報	7	2.4	3	1.4	4	2.4	1	1.0	0	0.0
	入院診療録	分娩経過 分娩進行	51	17.6	31	14.3	26	15.5	16	15.7	1	5.9
		分娩経過 胎児心拍数[注1]	48	16.6	46	21.2	29	17.3	16	15.7	2	11.8
		分娩経過 薬剤投与	16	5.5	7	3.2	10	6.0	3	2.9	0	0.0
		分娩経過 処置	33	11.4	30	13.8	24	14.3	13	12.7	2	11.8
		分娩記録 胎児付属物所見	8	2.8	9	4.1	4	2.4	5	4.9	0	0.0
		新生児の記録 新生児の状態や蘇生の方法	45	15.6	35	16.1	28	16.7	16	15.7	1	5.9
	その他[注2]	説明と同意	24	8.3	27	12.4	15	8.9	23	22.5	3	17.6
		機器の時刻合せ[注3]	14	4.8	17	7.8	16	9.5	8	7.8	1	5.9
		その他[注4]	14	4.8	17	7.8	12	7.1	8	7.8	1	5.9

重複あり,分析対象事例793件.
[注1]「胎児心拍数」は心拍計や陣痛計の適切な装着に関する評価を含む.
[注2]「その他」は「第2回 再発防止に関する報告書」では集計を行っていないため,「第3回 再発防止に関する報告書」以降の集計である.
[注3]「機器の時刻合せ」は分娩監視装置や検査機器等の時刻合わせである.
[注4]「その他」は,おもな内容として,正確な用語での記載,時系列での記載や正確な時刻の記載などがある.
(日本医療機能評価機構:第6回 産科医療補償制度 再発防止に関する報告書.2016年3月.p.177より)

・妊娠後期の妊産婦が胃痛,頭痛,腹痛などを訴えた場合には,高血圧性疾患や中枢神経系疾患の可能性も考えられるため医師の初期対応が必要である.外来妊婦からの電話対応については,対応した日時,その内容を診療録に記録する.

2) 分娩進行の記載について

・児頭の回旋状態,分娩遷延や分娩停止について,その経過とともに原因の考察等を記載する.
・分娩進行に応じた観察項目およびその判断,それに基づく対応,実施した処置などに関しては時系列で診療録などに記載する.

3) 胎児心拍数の記載について

・分娩第2期遷延の事例に対しては,分娩監視装置で連続モニタリングを行い,その所見

と評価を診療録などに記載する．
・分娩経過中の胎児心拍数陣痛図の判読は，誰がどのように胎児徐脈の波形パターンを判読したかを記載する．

4）新生児の状態や蘇生方法について
・アプガースコアの採点と新生児搬送までの児の状態について記載する．
・新生児蘇生に関して，観察内容や処置の手順などを時系列で診療録などに記載する．

❸ 日々の診療記録の改善に向けて

1）胎児心拍数に関する記録
・胎児心拍数陣痛図は3cm/分で記録する．
・連続的胎児心拍数モニタリングを行う際には，常に最良聴取部位を確認して装着部位を調整し，胎児心拍数を正確に印字する．
・連続的胎児心拍数モニタリングでは，正確な時刻が印字できるよう分娩監視装置を装着する前に毎回時刻設定を確認する．
・間欠的胎児心拍数聴取の場合，心拍数聴取間隔は，有効陣痛を認める時は原則として，分娩第1期の潜伏期30分ごと，活動期15分ごと，第2期5分ごととし，いずれも子宮収縮直後に60秒間測定して，その都度記載する

2）子宮収縮薬に関する記録
・子宮収縮薬を投与する際は，投与量，投与速度，陣痛の状況，胎児心拍数を，定期的な計測値の記載以外に，投与開始・変更のたびに記載する．
・子宮収縮薬の投与量や投与速度を変更した際には，胎児心拍数陣痛図にも変更内容を記載する．
・妊産婦や家族に対して子宮収縮薬の使用方法，副作用，合併症などの説明内容および同意の有無について記載する（できるだけ書面で同意を得る）．

3）新生児蘇生に関する記録
・新生児の蘇生は新生児蘇生法アルゴリズム[13]に従って実施し，行った処置に関しては詳細に記載する．
・アプガースコアの5分値が7点未満の場合，5分ごとに生後20分まで測定し記載する．

4）急速遂娩に関する記録
・急速遂娩開始時の内診所見を記載する．
・吸引分娩の際は「20分以内・5回以内ルール」に則り，吸引時刻や吸引回数を記載する．
・急速遂娩時は，胎児の健康状態に留意し，牽引前後の胎児心拍数や児頭の下降状況を記載する．

5）来院指示や保健指導に関する記録
・ハイリスク妊産婦の場合は，妊娠中から外来診療録に保健指導の内容や体調変調時の対応の留意点を詳細に記載しておく．
・電話での対応内容について，妊産婦の状況や医師・助産師の判断，対応内容を具体的に記載する．

文献/URL

1) 日本産科婦人科学会, 日本産婦人科医会 編集：産婦人科診療ガイドライン-産科編2017．日本産科婦人科学会, 日本産婦人科医会, 2017．
2) 前掲1)，CQ410 分娩中の胎児心拍数及び陣痛の観察は？ pp. 278-282.
3) 前掲1)，CQ403 帝王切開既往妊婦が経腟分娩（TOLAC, trial of labor after cesarean delivery）を希望した場合は？ pp. 250-253.
4) 日本助産師会：助産業務ガイドライン2014．日本助産師会, 2014．
5) 前掲4)，p.50.
6) 前掲1)，CQ411 胎児心拍数陣痛図の評価法とその対応は？ pp. 283-289.
7) 前掲1)，CQ412-2 分娩誘発を目的とした頸管熟化・拡張法の注意点は？ pp. 292-295.
8) 前掲1)，CQ415-2 子宮収縮薬投与中にルーチンに行うべきことは？ pp. 309-310.
9) 日本産科婦人科学会, 日本産婦人科医会 編集：子宮収縮薬による陣痛誘発・陣痛促進に際しての留意点：改訂2011年版（産婦人科診療ガイドライン-産科編2011）．日本産科婦人科学会, 2011．
10) 前掲1)，CQ415-1 子宮収縮薬（オキシトシン, プロスタグランジン$F_{2\alpha}$, ならびにプロスタグランジンE_2錠の三者）投与開始前に確認すべき点は？ pp. 304-308.
11) 前掲1)，CQ406-1 吸引・鉗子分娩の適応と要約，および施行時の注意点は？ pp. 259-263.
12) 前掲1)，CQ406-2 子宮底圧迫法（クリステレル胎児圧出法）施行時の注意点は？ pp. 264-266.
13) 日本蘇生協議会：JRC蘇生ガイドライン2015．医学書院，p.247, 2016．
14) 前掲1)，CQ308 常位胎盤早期剥離の診断・管理は？ pp. 186-190.
15) 日本医療機能評価機構 産科医療補償制度：再発防止委員会からの提言集，リーフレット・ポスター．「妊産婦の皆様へ 常位胎盤早期剥離ってなに？」http://www.sanka-hp.jcqhc.or.jp/documents/prevention/proposition/index.html
16) 日本周産期・新生児医学会：「早期母子接触」実施の留意点．日本周産期・新生児医学会, 2012．
17) 前掲1)，CQ603 正期産新生児の早発型B群溶血性レンサ球菌（GBS）感染症を予防するためには？ pp. 341-344.
18) 前掲15)，「妊産婦の皆様へ 生後まもない赤ちゃんについて」「産科医療関係者の皆様へ 出生後早期の新生児管理について」

おわりに

　わが国の周産期医療は日々進歩している．「産婦人科診療ガイドライン産科編」は4年ごとに，「JRC蘇生ガイドライン」や「助産業務ガイドライン」は5年ごとに更新されている．本書の執筆中にも，「産婦人科診療ガイドライン産科編2014」が2017年版に更新された．また，本書の礎である「産科医療補償制度　再発防止に関する報告書」は，制度開設当初からの事例が徐々に蓄積されており，毎年新たな視点で分析が行われ，発行されている．

　助産師は，このような周産期医療の大きな流れのなかで，日々新たな知識や情報，手技をUpdateしていかなければ，現在の周産期医療から取り残されてしまうだろう．

　本書で展開してきたように，「産科医療補償制度　再発防止に関する報告書」の事例を用いながら日々の助産師の行動を振り返ってみることは，助産師のアセスメント能力を高め，必ずやリスクマネジメント力を向上させてくれると信じている．

　助産師の皆さんには，まず，「産科医療補償制度　再発防止に関する報告書」に提示されている事例や提言から，助産師として自身に何ができるかを考えていただきたい．そして，助産師どうし，また，現場で協働する産科医師・新生児科医師・看護師らと事例や提言を共有し，チームとして何ができるかについて検討していただきたい．

　助産師は法的に医療行為を業としていないため医療介入は行えないが，本報告書の再発防止に向けた提言や諸々のガイドラインに関する知識を有していれば，妊産婦に提供されている（あるいは，提供されようとしている）行為がガイドラインなどで推奨されているか否かの判断が可能となる．納得できない時には必ず医師に確認することで，周産期医療事故の予防につながる可能性が高いといえるだろう．

　チーム医療の必要性が叫ばれているなかで，「医師の指示だから……」という言い訳は助産師の責任逃れとも聞こえる．助産師の皆さんには，日々の自身の責任ある行動が母子の生命に直結しているという自覚をもって，安全で質の高い周産期ケアに携わっていただきたい．

事例から学ぶ
産科医療補償制度と
助産リスクマネジメント

ISBN978-4-263-23701-4

2018年3月10日　第1版第1刷発行

編著者　村　上　明　美
発行者　白　石　泰　夫
発行所　医歯薬出版株式会社
〒113-8612　東京都文京区本駒込1-7-10
TEL. (03) 5395-7618（編集）・7616（販売）
FAX. (03) 5395-7609（編集）・8563（販売）
https://www.ishiyaku.co.jp/
郵便振替番号 00190-5-13816

乱丁，落丁の際はお取り替えいたします　　印刷・木元省美堂／製本・愛千製本所
© Ishiyaku Publishers, Inc., 2018. Printed in Japan

本書の複製権・翻訳権・翻案権・上映権・譲渡権・貸与権・公衆送信権（送信可能化権を含む）・口述権は，医歯薬出版㈱が保有します．

本書を無断で複製する行為（コピー，スキャン，デジタルデータ化など）は，「私的使用のための複製」などの著作権法上の限られた例外を除き禁じられています．また私的使用に該当する場合であっても，請負業者等の第三者に依頼し上記の行為を行うことは違法となります．

JCOPY ＜㈳出版者著作権管理機構 委託出版物＞
本書をコピーやスキャン等により複製される場合は，そのつど事前に㈳出版者著作権管理機構（電話 03-3513-6969，FAX 03-3513-6979，e-mail：info@jcopy.or.jp）の許諾を得てください．